U0602666

（美）乔·库尔克　著

SPERM ARE FROM MEN
EGGS ARE FROM WOMEN

精子 | 卵子
来自男人 | 来自女人

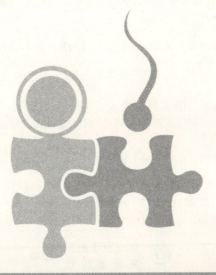

——男人和女人不同的真正原因

张荣建 贺 微 唐宁 译

张荣建 校定

重庆出版集团　重庆出版社

Sperm Are from Men, Eggs Are from Women by Joe Quirk
Copyright © 2006 by Joe Quirk
Simplified Chinese translation rights arranged through Baror
International Inc. and Chinese Connection Agency
Simplified Chinese translation copyright © 2009 by Chongqing Publishing House
ALL rights reserved

图书在版编目（CIP）数据

精子来自男人，卵子来自女人/（美）库尔克著；张荣建，
贺微，唐宁译. —重庆：重庆出版社，2009.10
ISBN 978－7－229－00834－5

Ⅰ. 男… Ⅱ. ①库…②张…③贺…④唐… Ⅲ. 性心理
学－研究 Ⅳ. R167

中国版本图书馆 CIP 数据核字（2009）第 112395 号

精子来自男人，卵子来自女人
JINGZI LAIZI NANREN, LUANZI LAIZI NÜREN

[美] 乔·库尔克 著

张荣建 贺微 唐宁 译

出 版 人：罗小卫　　　　　　本书策划：朱子文
责任编辑：朱子文 陈红兵　　　责任校对：周玉平
装帧设计：重庆出版集团艺术设计有限公司·黄　杨

重庆出版集团
重庆出版社　出版

重庆长江二路 205 号　邮政编码：400016　http://www.cqph.com
重庆出版集团艺术设计有限公司制版
重庆市联谊印务有限公司印刷
重庆出版集团图书发行有限公司发行
E-MAIL:fxchu@cqph.com　电话:023-68809452
全国新华书店经销

开本:720mm×1 000mm　1/16　印张 15.75　字数:169 千
2009 年 10 月第 1 版　2009 年 10 月第 1 版第 1 次印刷
定价：29.80 元

如有印装质量问题,请向本集团图书发行有限公司调换:023-68706683

版权所有　侵权必究

译者序

本书讲述隐藏在自然界中两性复杂关系的精彩戏剧背后的生物学和人类学秘密。人是社会动物和万物之灵。与动物相比，人类有天赐的优势——自由的意志和极为精密的智力结构。进化早已使人类处于自然界中生物食物链的最高层，但是，进化论却提醒我们不要忘记人类只是灵长类动物中进化程度最高的一种，就是说，无论人类的智力和精神多么优越，其自然属性迄今无法超越动物，其生理本能和生老病死仍然受到自然规律的制约。对于仍处于进化过程中的人类来说，深入了解我们自身，特别是人性中最重要的方面——男人和女人不同的真正原因，是不无裨益的。

作者乔·库尔克为了写作这本书，收集并阅读了大量进化生理学方面的书，也搜集了不少有关动物的求偶、交配和繁衍行为的科学文献和资料。在书中他以洒脱不羁的风格讲述动物种群的生殖及以男女两性的差异。这本书的一个鲜明观点是：隐藏在男人和女人的互动关系中最核心的秘密就是女人的卵子，而雄性动物或人类男性的性冲动其实是自然设下的陷阱——争相把精子注入宝贵的卵子之中，从而完成保存和延续人类种群的任务。本书的每一个话题式章节都把男女的浪漫关系，用从社会学、生理学、人类学和动物学等方面的发现来做对比，用有感而发的文笔来写。

这本书之所以颇具可读性，原因在于库尔克不是用科学家的严谨和古板方式来讲述，而是以一个对科学感兴趣的小说家的风格来写作，他更懂得对人们的行为方式做幽默的解释。而在库尔克笔下的男人，是"精子的播撒者"，他们一心想把自己无用的精子尽快尽广地播撒出去，而女人是"子宫的携带者"，女人之间竞相争夺优秀的男性，力图把最优良的精子植入她们的宝贵的卵子内。表面上看，人类异性之间性心理和行为复杂多端，但我们从动物雌雄两性的关系考察，可以发现，人类作为灵长类动物，仍然受到自然力量的支配。库尔克把人类的某些行为，如求偶的策略、性与生存及遗传基因的关系与动物进行比较，得出许多令人玩味的结论，这并非是在贬低人类，而是道出了人类作为自然之子的真实本色。

这本书给我们有益的启示，正如英国伦敦自然历史博物馆进化与发育遗传学家卡伦·E.詹姆斯博士对这本书的评语所说："乔·库尔克在其《精子来自男人，卵子来自女人》一书中，将科学、性、幽默不露痕迹地结合在一起。他先是许诺要揭示性的真相，以此来吸引我们，然后就代之以一本启蒙读物，用轻松滑稽、令人惊讶的方式讨论最新的人类性行为进化学说。库尔克把乡野的双关语和不露声色的才智迷人地结合在一起，引导我们在笑声中穿过了以别的方式也许有些令人望而生畏的科学领域。他在跟我们最古老、最原始的本能冲动玩藏猫游戏，让我们敢于大胆地面对可能的事实，我们的欲望、嫉妒、迷恋、甚至最深层次的情感，都只不过是我们灵长类动物往昔历史的产物。所有敢于面对事实的人都会成为对科学进行思考的人，因为观察我们是如何偏离了库尔克的进化原型——并且想知道为什么会偏离——也许是最诱人的活动。"

作者乔·库尔克是个才华横溢的怪才，也是一个写作高手。关于他，用他自己的话讲："我在普罗维登斯学院主修文学，副修西方文明的发展……毕业时，我在班上的成绩是倒数第 10 名。后来我读了一年的法律学院，所以我只丧失了三分之一的灵魂，而这在美国社会中刚好够用。我把最近的 7 年写小说所得的稿费花来研读进化生理学方面的书，完全离职。现在我终于觉得自己可以跟女人约会了。"由此可知，他写这本书是下了大功夫的。

虽然库尔克这本书并未开垦出新的科学领域，但他的幽默感却令人感到其非学术论文的科普文学风格的可读性。需要指出的是，库尔克具有西方知识分子的一贯作风，书中的文字风格不乏夸张、诙谐、诡谲甚至过激之辞，某些内容甚至可能会令读者感到不适。但是，透过这些幽默、夸张的文字，作者讲述的却是非常严肃的有理论和实践的科普知识。"尽信书，不如无书"，我们在读此书时，对作者的某些观点和语言表达方式不妨多一些理性的思考和辨析，取其益，弃其弊，这才是读书的本来目的。

本书翻译分工：张荣建（1—9 章）、贺微（10—18 章）、唐宁（19—40 章），全书由张荣建校订。

译　者

2009 年 9 月谨识

目 录

目 录

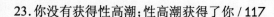

1.

精子与卵子的麻烦

他为什么不作出承诺？而她则无休止地要求讨论两人的关系？为什么他不能在想和我上床之前结束我们的第一次谈话？为什么要她上床还要费这么多口舌？

进化论生物学家可以告诉你这是为什么。它们和精子与卵子的问题有关。让我们先瞧瞧这两个捣蛋鬼。

每个男人一次射精包含1亿到3亿个精子,大约是每次心跳1000次。精子的价值不大,男人有权以各种不同的方式任意浪费抛洒。谁会在意呢？如果需要的话,还有更多。一半以上的精子一出来就混乱不堪:尾部断裂,表皮变形,连头部也不知去向。无头无脑的精子拼命试图钻进一个红细胞,仿佛就像狗在你大腿上拱。精子完全谈不上什么精致奇妙。男人培养精子的过程没有多少神秘的机理。它们就是这样大量生产了出来,然后又抛洒了出去。然后又是培养更多的精子。

现在看看产卵的过程。一个卵子比精子大 85000 倍,女性天生具有一生所需要的全部卵子,大约平均29.5 天通过其柔软光滑的通道培育一个宝贵的卵子。

事实上,诞生婴儿所需要的一切都全靠卵子。精子起的唯一作

精子来自男人
卵子来自女人

**JINGZI LAIZI
NANREN
LUANZI LAIZI
NVREN**

男女差异的真实原因

用就是提供遗传物质。精子的另外一个作用就是输送系统，带有一些线粒体作为燃料。设想一艘潜艇撞击像旧金山那样大小的物体，就是为了递送一份意大利比萨饼。整个旧金山需要这份比萨饼来建造地球般大小的物体，因此，潜艇最终破碎消失在大海之中。

以纯粹的遗传观点来看，男性在性行为中的投入就是求偶，以及享受几分钟人世间极大的欢悦。然后，他就毫无牵挂地一走了之，满怀希望寻找下一个做爱对象。

现在再看，更新世的女性在性行为中的遗传投入。她要冒着巨大的风险，包括9个月长的怀孕，数年哺育一个肉团，然后长达十年将叛逆的少年转变为自立的成人。同时，她还得提防掠夺者将她或者后代一举吞噬的危险，逃避强奸者，为母子俩搜集足够的坚果和浆果。还有，她还得给婴儿提供足够的蛋白营养。可是，背负蹒跚学步的后代，要想捕获体积庞大的恐象又谈何容易。

我们前面所谈的是不同的繁殖后代的问题。应用进化论的观点看待这些不同。对于一个一次射精可以高达3亿精子的动物来说，什么是最佳的抚养方式？

漫无目标地四下喷射完了了事！使用它们来耕种肥沃的土地！全部射出，射出，射出，射出！赶快，我们必须想出一个办法！

对于一个月只能生产一个卵子，而且一旦受孕，就意味着终身劳役的动物来说，什么是最佳的抚养方式？

明智的选择。

看看野牛、小鸟、类人猿、你家的狗。你看见的都是淫荡的雄性和挑剔的雌性。雄性欢呼腾跃，高喊，"快快给我一个子宫！越多越好"！雌性冷眼旁观雄性的表演，企盼"给我一个有价值的雄性"！

看看猩猩，雄性之间相互打斗，炫耀自己的遗传能力，如果幸运，雌性会选中他。如果不幸，他会强奸雌性，然后一走了之。雄性猩猩没有爱情或者孤独的感觉，只是季节性发情。当雌性猩猩看见雄性猩猩，她完全清楚他想要的是什么，至于抚养后代，那就还是让雌性猩猩去承担吧。

只有一声叹息。

那么，我们是怎样从猴子的乱交进化到了一夫一妻单配制的？我们又是如何从如此强烈的欲望中进化出了信任？

好的消息是，雄性对于抚养后代的投入量与婴儿成熟期的长短相关。婴儿成熟期越长，雄性对于后代抚养的投入量越多。

新生羚羊的婴儿成熟期只有两分钟。新生羚羊一出生马上就具有了自主能力，就是说能够逃避掠夺者了。它很快学会了用力咀嚼草料，学会了保护和照料自己，完全不要任何雄性羚羊的帮助。

设想，如果婴儿成熟期长达一年，可怜的雌性必须时刻提防掠夺者将后代吞噬，就是这样，她的孩子还是不时被吃掉。

现在我们假设，雄性羚羊体内的基因突变导致了它开始搜集食物，并且将草料带回家中抚养新生羚羊。与游手好闲的雄性羚羊相比，这只雄性羚羊将会有更多的后代存活到成年。它的基因将会通过下一代稳定地得到遗传。

我们再来看看灵长类动物。你可以做一个图表，大概勾画出父亲关爱和婴儿成熟期的关系。雄性黑猩猩为雌性提供食物，并且连续数年照顾后代。狒狒照顾后代的时间短一些，猩猩投入的时间更短。

长臂猿可以说是虔诚的一夫一妻单配制。基督教联盟应该将纯洁的长臂猿作为吉祥物，包括它们完美的核心家庭制，一个忠诚的长臂猿父亲和几个长臂猿孩子。

精子来自男人
卵子来自女人

JINGZI LAIZI
NANREN
LUANZI LAIZI
NVREN

男女差异的真实原因

哪种灵长类动物的婴儿成熟期最长？就是称作智人的现代人类。随着我们大脑体积的增加，它要求原始人类的女性的生育期越来越提前，这样才能让头部通过子宫颈。如果女性生育时间是和正常的猿的大脑发育时间一致，那就意味着女性要怀孕18个月。女士们，你们是愿意增加一倍的怀孕时间，并且生出长着大脑袋、马上就会蹒跚行走的婴儿，还是愿意早点把那个小家伙挤压出来？后者需要更少的普拉提有氧运动课程来帮助你从大腹便便的笨拙身子转向步伐轻快的行走。

因此，我们决定尽快让孩子出生。跟大多数哺乳动物相比，人类女性生出的是胎儿，胎儿长期无法自立。同时，我们复杂的部落文化非常难懂，它倾向于使婴儿成熟期越来越长的基因得到发展。

现在，看看我们的处境吧。我们的孩子哪怕10岁了还是难以自己谋生，他们同样难以明白我们越来越复杂的部落的密码，一直要到他们接近20来岁才行（我的弟弟是接近25岁）。

随着我们大脑体积的增加，我们的新生婴儿越来越显得无能，我们的婴幼儿期越来越长。做母亲成为天下最艰难的任务。

同时，男性则游手好闲，丝毫不对他们导致的怀孕承担任何遗传责任，这样，他们的身体和大脑才能以极佳状态关注其他任务，例如寻找新生羚羊，和小家伙嬉戏。疲惫不堪的雌性不禁会注意到，她们还有某些这些养家糊口的羚羊所需要的东西。

我想问问，人类的女性，你们愿意和哪种男性做爱？

表现出了最多情感依恋的男性。

跟漠不关心的雄性相比，愿意逗留在身旁的雄性能够将更多后代抚养成人。一些雌性认为游手好闲的雄性才性感，而另一些雌性却认为忠诚的雄性更性感，并且这些雌性能够将更多后代抚养成人。逐渐地，父亲角色替代了无赖角色。

在所有婴幼儿期长的物种里面，雌性的选择导致雄性把越来越多的情感投入到后代的抚养之中。有的雄性鸟类孵蛋，而雌性则在外面寻欢作乐。跟波氏白足鼠种群的后代相比，虔诚投入的白足鼠父亲抚养的后代生长更快，存活率更高。雄性黑猩猩以一种尊严而有礼貌的求偶方式，用肉类换取性交。智人的男性使用钻戒和法拉利跑车来展示他们拥有的物质能力，而缺少食物的智人女性则无耻地向情人索要肉类。尽管精子与卵子的问题导致了抚养方式的巨大差异，但是，我们越来越长的婴幼儿期意味着，我们的进化方向开始朝着给予我们一时欢悦的任何意中人越来越强烈的投入。

生物学家将其称作配对结合。我们将其制度化为婚姻。坏消息是，配对结合的初衷，是让这种关系能够持续到我们的后代实现了某种程度的自立。基因的天性却不会让我们高兴。他们要求我们复制更多的他们自己。直到"死亡让我们分开"，性关系必须扩展友谊和相互吸引力的自然联系，我们在祖先的环境中同样进化出了这种自然联系。我们将在后面讨论友谊的发展进化。

不过，我们还是先看看其他的男女问题，最重要的是看看什么使得原始人类的男女在好色上出现差异。

为什么我总是把你们称作原始人类？

原始人类所指包括尼安德特人（穴居人）、更新世灵长动物（南方古猿）、能人（一个已灭绝的人种，被认为是现代人类的祖先）、直立人（已灭绝的一个人种，被认为是人类的祖先）等等，人类是这些能够直

精子来自男人
卵子来自女人

JINGZI LAIZI
NANREN
LUANZI LAIZI
NVREN

男女差异的真实原因

立行走的类人猿物种的唯一幸存者。这些相近物种同一时期在地球上漫步，相遇，交换食品，或许交媾做爱，同时还会相互蚕食。有的生物学家与希腊哲学家柏拉图一道，将原始人类定义是"未长羽毛的两足动物"。原始人类就是已灭绝的猿类，它们和人类的关系比与黑猩猩的关系更加密切。我们的欲望、美德、智慧和残酷，都是来自他们作出的选择。

智人或者现代人的大脑和身体的任何特征都是来自更新世时期的非洲热带大草原。非洲热带大草原地域辽阔，树木丛生。更新世时期与最后一个冰河时代消长重合，时间是在公元前 180 万年到公元前 1 万年之间。原始人类当时在地球上横冲直撞，大开杀戒，使得众多大型动物灭绝，包括原始人类的大多数种群，然后目标对准了我们。

原始人类是猿的一个种类，猿又是灵长类的一个种类。灵长类包括 180 个物种，当然也包括我们。

一夫一妻单配制的灵长类大多数生活在树上。那些从树上下来争夺地面领地的灵长类开始容忍和默许拥有多个配偶和四处滥交。

你最后一次在树上睡觉是什么时候？别人穿越你的草坪，你有什么感觉？

一份英国的调查显示，60%的丈夫和40%的妻子承认对对方有过不忠。《金赛报告》发现，50%的美国男性和26%的美国女性曾经有过婚外情——尽管阅读 Cosmopolitan（全球著名的主要针对女性读者的时尚类杂志——译注）杂志的一半女性承认存在夫妻间的不忠诚。这些倒不是表示近年来家庭价值观的崩溃。上述数据也不表示近百年来出现了巨大变化——只是说明人们现在对婚姻的不忠出现得更早。

上述调查的一个问题是，它们无法衡量我们真正和他人上床的次数，只是衡量我们承认的和他人上床的次数。人类对于偷情总是偷偷摸摸的，当然也有人炫耀自己的战果和捕获的猎物。

当我在中学读书的时候，我的朋友麦克·科罗斯特对于我们班同学的性活动程度进行了一项调查。调查是在体育课期间进行的，同学们围观并且不时窃笑。调查的结果令人吃惊，99%的男生和1%的女生有过性行为。我在道德上感到义愤填膺！这些女生是谁？为什么没人介绍我认识她们？我讨厌成为学校里面仅存的3个童男之一。尽管我知道男生的统计数字不太准确，因为我本人就对其撒了谎。调查结果还表明，我是唯一手淫的男生，幸好，我也对其撒了谎。当晚看看我的班级，并且追逐女生的时候，我突然明白，调查结果所显示的唯一信息，就是我们希望是真实的东西。

在我们祖先的时代，我们究竟有多么无视规矩？是否只有史前的男女乱交才能准确记载下来？

是的。

如果你想了解男性在更新世时期的非洲热带大草原如何乱交，那就看看男女体型的比例。

我们在后面将会讨论这些。

如果你想了解女性在更新世时期的非洲热带大草原如何乱交，那就看看男性和他们的睾丸大小的比例。

我们马上讨论这些。

注：在本书即将出版的时候，有的分类学者建议把"原始人类"

精子来自男人
卵子来自女人

JINGZI LAIZI
NANREN
LUANZI LAIZI
NVREN

男女差异的真实原因

一词从 hominid 改为 hominin。他们认为，非洲黑猩猩、倭黑猩猩、人类和大猩猩之间的关系比和猩猩的关系更加密切，所以，他们希望重新分类。但是，本书坚决使用"hominid"一词，就是要让他们不高兴。

2.
更新世的生理遗产

心灵学家凝视着水晶球，迷茫地预言你的未来。生物学家凝视着你真正的球，准确地告诉你我们先祖时期女性的丑陋行为。

对绵羊和老鼠所做的喂养实验轻易证明了睾丸现象。多少代以来，一夫一妻单配的雌性绵羊和老鼠对于雄性生殖器官的大小影响甚微。但是，表面奉行一夫一妻单配，暗地偷摸乱交的雌性绵羊和老鼠很快会选择生殖器官更大的雄性。

我们仔细看看你的睾丸。

首先衡量你的输出。请不要故作忸怩了。对于男性的射精，生物学家采取的是亲自参与实践的方法。每次射出的精液被收集起来并且量化，结果不言自明。

射精量的多少，你可以问问你的老婆。可是，你的精液却不会相信。测量结果表明，男人从远行归家后，他们在首次性交时射出的精液量比其他任何时候多得多，多达300%。如果男性和配偶终日厮守相处，他们射出的精液量要少得多。配偶不在眼前的时间越长，男性越会将更多的能量投入精液生产。

精液不会相互进行竞争，它们利用团队工作。很多精液不会最终抵达卵子，而是散开形成保护队形，这样，主攻的精液就能够攻占

精子来自男人
卵子来自女人

JINGZI LAIZI
NANREN
LUANZI LAIZI
NVREN

男女差异的真实原因

垂涎已久的卵子。精子大约有 14 种类型。它们就像美国的橄榄球队，围成一圈，保护奔跑的持球者。拿出你的显微镜，欣赏这些小精灵的精彩表演吧。

精子自然形成的团队精神只有一个原因：和其他团队竞争。其他团队在何方？这些正面保护和翼侧包围的精子是什么？仿佛精子知道存在其他的对手。

科学家的回答是：在所有类人猿种类中，睾丸重量和男性体重的比例和雌性的"额外配对性交"的频率相关。

在英语里，雄性非洲黑猩猩睾丸巨大，因为，雌性黑猩猩是绝对的荡妇。她一旦发情，就会发出任何理智的人类都会感到羞耻的信号。她会出现臀部红肿，散发出使得整个部落沉浸其中的气味，试图和她渴望的任何一个雄性性交。雌性黑猩猩会进行某种选择，不过和人类女性相比，没有那样吹毛求疵。我们很快就会看到，为什么雌性黑猩猩公然反抗故作腼腆的雌性标准形象。

可能，你会认为这是雄性的天堂，错了。每只雄性黑猩猩都被戴上了绿帽子。黑猩猩种群中的头领心烦意乱，四处奔波，极力阻止雌性黑猩猩和辈分低的雄性黑猩猩乱交。不过，在相互打斗的过程中，雌性黑猩猩追求性伙伴多样化的冲动使得她们比雄性黑猩猩更有智慧。黑猩猩头领每次只能控制一到两只雌性黑猩猩色情狂，一旦脱离他的视线，其他雌性黑猩猩就会马上攀上雄性黑猩猩的大腿。雄性黑猩猩唯一能够做的就是策划更多频率的性交，当然顾不上忠诚了。当发情的雌性黑猩猩将其羞处奉献给了雄性黑猩猩，那里绝对已经溢满了其他雄性黑猩猩四处漫游的精液。

那就是灵长类动物学家从来不看电视的原因。当雌性黑猩猩发情时,黑猩猩的交配纯属娱乐。它完全充满乐趣、暴力,充满了追逐、嬉戏和诡计,当然也是 X 级的,设想吉斯通电影公司拍的一个色情喜剧片《两个傻警察》,这样,你就会宣称,计算雄性的勃起也是科学研究。

好了,我们还是恢复科学的严肃。因为只有在对精液进行了分析之后,性交才开始了宏大规模的竞争。数加仑的精液进入了发情雌性黑猩猩体内,精子逐渐形成庞大的队伍。它们犹如特种战争装甲运输车那样呈扇形散开,搜查并且使用化学武器摧毁入侵的精子,就像快艇那样游弋,目标对准卵子。99%的精子并非真正意义上的精子。它们是反精子,是实施大规模屠杀的精子。在雌性黑猩猩的阴道里面,仿佛就像蚂蚁战争的战场。精子在里面进行厮杀,仅仅只有少数的精子存活,然后卵子从中选择它宠爱的对象。

对于黑猩猩的性竞争,有的是在动物之间进行的,但是,大多数竞争是在精子之间展开的。通常是一个消耗战。一个黑猩猩的精子数量越多,它繁殖后代的机会就越大。你完全有理由相信,这样的黑猩猩是天生的交配勇士。

新生小黑猩猩出生后,无人知道它的父亲,因此,所有曾经有过性关系的雄性黑猩猩轮流承担父亲的角色。雌性黑猩猩的乱交终于因为众多暧昧不清的父亲而得到了补偿。黑猩猩基因获得了人类意识形态永远无法获得的东西——社会的父子关系:动机不多,无非就是分担性交带来的责任。

雄性大猩猩的睾丸很小。但是,它们肩膀宽阔,犬牙巨大,眉骨突出。竞争发生在动物之间,精子在一旁休闲。精子无须承受跟其他精子进行选择竞争的压力,因为,没有任何大猩猩敢于和头领的女

精子来自男人
卵子来自女人

JINGZI LAIZI
NANREN
LUANZI LAIZI
NVREN

男女差异的真实原因

人偷情，除非杀死这位头领。雌性大猩猩对于任意乱交的大猩猩头领倒是非常钟情。结果，大猩猩的精子迷失了游弋前进的方向。在显微镜下面，黑猩猩的精子就像巴顿将军率领横扫法国进入德国的第三军团，大猩猩的精子则像电影《霍根英雄》（60 年代电影，美国被俘房军官和德国看守斗智的故事）。雄性大猩猩每年性交的次数最多只有几次，其微小的睾丸完全足以胜任这样的任务。

雄性猩猩的身体和睾丸比例稍稍比大猩猩的比例高，这是因为很少出现雌性猩猩偷情性交。

看看你自己这个大型猿人，对，这里说的就是你，人类男性。你使用什么装饰来跟女性区别？虚弱的手指关节，稍稍强壮的上身力量，有胡须，能够阅读地图，却拒绝使用这种能力。

现在看看你的睾丸。和其他一夫一妻单配的猿类比较，你的睾丸稍稍……强大一点。

看看你的大脑，它们共同进化，体积变大，这些所以吸引女性的体积变大了的大脑，反过来也吸引你的体积变大了的大脑。你什么都大，人类男性需要大才能得到女性青睐。你的大脑创造力使得她发出惊叹，和其他猿类比较，你庞大的阳具一定会让她感到性兴奋，你的睾丸还能……

是这样的，你的庞大睾丸表示，还在更新世时期，当你在热带大草原狩猎时，女性喜欢你的睾丸。

是的，确信无疑的，它们当然没有近乎雄性黑猩猩那样巨大的睾丸。经过那些放荡雌性黑猩猩的精心培养，雄性黑猩猩的睾丸膨胀到了奇异的体积。尽管你的睾丸现在是黑猩猩的身体与睾丸比例的1/4，可是，却是大猩猩身体与睾丸比例的 4 倍。看看忠诚的雌性大猩猩,再看看淫荡的雌性黑猩猩。你的境况刚好位于中间。

要产生足够的精子让女性怀孕,我们仅仅需要一个睾丸最大量的一半。那就解释了本内迪克特·阿诺德(美国独立战争时期的将军——译注)为什么有了孩子。我们的睾丸足以雄辩地证明原始人类女性的放荡。

是的,我是说的放荡。更新世的女性要在得到男性配偶的同意下进行滥交,这样的情况几乎是不可能的。智人男性配偶的强烈猜忌是肯定的。大卫·布什对于美国和非洲部落的谋杀妻子的案例分析表明,大约一半是因为性猜忌导致的。在苏丹、乌干达和印度,性猜忌是谋杀的主要原因。在全世界,大约20%的男性谋杀男性的案件是因为对于老婆和女儿的争夺。听起来挺吓人的。可是,原始人类女性敢于幽会偷情,并且遗传了足够的基因给后代,然后在我们膨胀的睾丸和疯狂的精子上表现出来。

你在查看自己的东西了,对吗?

做下去。感受它们的重量和体积。为什么需要如此大的体积来储存这些微小的精子?

我也希望有其他的理论来解释这一切,可是,真的没有。如果不是为了欺骗女性,睾丸不会长得那么大。如果没有额外的繁殖优势,自然进化不会选择需要额外能量的器官的。

智人的男性们,如果你不相信我的话,你可以自己试验一下。当你下次射精的时候,手里准备好一个显微镜。科学家总是在床边放置一个,尽管女士对此不太喜欢,哪怕卧室柔和灯光发出浪漫的气息。但是,如果你有严格的科学头脑,卧室的器具真的不可或缺。用它来分析你的新鲜样本。

精子来自男人
卵子来自女人

**JINGZI LAIZI
NANREN
LUANZI LAIZI
NVREN**

男女差异的真实原因

你会发现，真正的精子不像卡通片中的精子那样活动。很多精子一连数天夹紧尾巴，做出后卫的防御姿态。让女性怀孕不仅需要投入授精，还包括阻碍竞争对手的精子进入她的阴道。那就是为什么连续几天没有见到情人的男性的射精量会翻番。哪怕刚刚归家的男性的意识中肯定自己的女人是忠诚的，但是，经过历史的进化，精子已经不听从大脑的支配。精子担心的是，外来的入侵精子在自己和卵巢之间形成了抵抗同盟，它们今天就是来表示抗议的。缺席使得心灵更加多情，因为缺席意味着竞争。多情是因为自然选择的结果，因为多情唤起了先辈的纽带。尽管我不会建议在情书里面写上这些句子。

我们的结论？智人的女性仿佛是成长在一夫一妻单配的环境里面，不过，偶尔地，女性也会在同一天和超过一位的男性性交。

你感到不安全了？你被迫感到不安全了，智人的男性们。因为你没有确切的方法明白孩子是否是你的。因为性猜忌的男性能够遗传更多的基因。因为跟那些对于伴侣接受他人的精子捐赠无动于衷的男性相比，那些不惜谋杀，自杀献身和给予伴侣严厉惩罚的男性能够遗传更多的基因。我们给这样的傻瓜杜撰了一个词汇：戴绿帽子。对被欺骗的女性，目前还没有对应的词汇，没有表示羞耻的术语。

对于滥交的女人，老谋深算的男性给了这样一个词汇：荡妇。对于寻花问柳的男性，目前还没有对应的词汇，没有表示羞耻的术语。所有文化的所有语言几乎都存在这样的双重道德标准。

在全世界，侮辱男人的方法都是告诉他，他的母亲是荡妇，而那是不好的。那将意味着他是杂种，而那也是不好的。还将表示他的父亲是淫棍，而那更是不好的。在所有的文化中，男性让女性成为荡妇,让她们的孩子成为杂种,这些都是可以接受的,但是,如果你的母亲是荡妇,你是杂种,那就是不可接受的。

这些表示侮辱含义的语言的双重标准出现在任何语言中间,因为统计数据表明,男女在保护基因时情感的建构是不同的。

人类男性永远不会感到安全,除非长出了小小的和紊乱无组织的精子。我们庞大的睾丸是我们祖先通奸的证据。

下次,当你听见有人挑衅你说:"怎么呢? 睾丸没有长大?"你就应该回答:"我倒是真的希望睾丸长小点。"

够了,我也是希望精子这一章快快结束。现在,我们来讨论宇宙的伟大神秘。

2.更新世的生理遗产

精子来自男人
卵子来自女人

JINGZI LAIZI
NANREN
LUANZI LAIZI
NVREN

男女差异的真实原因

3.
女人想要什么

我好羡慕公猪,它的一滴唾液就会使得排卵期的母猪马上瘫痪,张开双腿,渴求交配。无须编造开口词,无须耗费宴请,也无须聊天闲谈。只要轻轻舔一下,好了,她已经对你五体投地了。至于所谓自尊的维系,想想吧,挑选出你所倾心的女人,然后马虎了事地作一番自我介绍,你保证就会成功。或许,迈克尔·波顿在鼎盛期可以这样吹嘘。而大多数智人男性对这种公猪的魅力只能做梦而已。

当智人男性看到健康鲜嫩的肌肤、丰满挺拔的乳房和浑圆肥硕的臀部,他马上明白这个女人能够生出很多健康宝贝,于是,他马上坚挺起来。

可是,等等,他也明白自己完全能够让上百的这种女人怀孕。过去的酋长疯狂地这样干了,遗传了他们作为老爹的基因。如果全世界的男人都死光了,唯一剩下的是金考快递公司满脸疙瘩的年轻人,女人组织了一个全球的轮流呼叫,让他为全世界的传宗接代服务,这个年轻人一定会毫无怨言地勇敢承担起自己对于人类的责任。

对于他的境遇,女人可能不会那么激动。任何需要孕育宝宝的女人将会希望选择最佳的精子来源。她们的情调不同。男人情迷于能够在体内孕育宝宝的女性,女人情迷于能够在体外孕育宝宝的男性。他能够做些什么呢？提供资源。

在更新世的热带大草原，男女的身体都是为了抚养后代而构成的。一种是构造来怀孕和养育，一个是为了获得食物。对于任何依赖合作获得生存的动物来说，是通过社会力量来获取食物的。对于任何一夫一妻单配制的动物来说，雌性受到雄性在社区展现出来的力量的吸引。

雌性恒河猴仿佛对于预测哪只雄性恒河猴将会上升到支配地位颇有见解。如果年轻并且地位较低的雄性恒河猴能够获得更多的性交机会，将会最终成长为头领。对于这点，我们可以有两种解释。要么是雌性的性勾引神秘地导致雄性成长为头领，要么是雌性的魅力具有预测的功能。

雌性为什么需要作出预测？雌性直接和今天的大人物上床不就得了？当雌性基因面临模棱两可的选择问题时，事情就没有这样简单了。

具有权势的老年雄性提供了蛋白质，具有活力的年轻雄性许诺了未来的安全。两者通常不可兼得。老年灵长类动物通常具有控制蛋白质市场的社会权势，可是，他们很快就要面临的衰老却难以维系这种权势，也难以再支撑自己的后代。雄心勃勃的未来之星谋划如何夺权，将蛋白质的流向改变到转向自己的后代。雌性需要蛋白质来确保自己的后代生存，从而将会进化出这样的能力，即预测年轻雄性的潜能。雌性必须抓住雄心勃勃的年轻黑马，并且询问："谁将最终会成为头领，并且给我的宝贝提供终身的蛋白质和庇护？"雌性恒河猴受到权势的吸引，特别是受到潜在权势的吸引。

希拉里的策略胜过莫尼卡的策略。任何从男性成为头领以前并

精子来自男人
卵子来自女人

JINGZI LAIZI
NANREN
LUANZI LAIZI
NVREN

男女差异的真实原因

且地位较低时就开始为其提供性交机会的女性是聪明人。她为自己和后代获得了额外的食物。因为和伟人结亲,她的整个家庭也获得了地位和尊重。如果她的男人失去权势,她和后代的地位也会随之急转直下。

如果那样,可真是糟糕透了。对于灵长类的雌性动物来说,社会声望意味着生死攸关。社会底层的母亲难以抚养自己的孩子,并且还经常眼睁睁看着自己的宝宝被其他雄性或者雌性谋杀。社会上层的母亲拥有社会支持,丰盛的食品,乃至自愿的婴儿保姆。权势对于灵长类的雌性动物来说,意味着后代的蛋白质和庇护。

不过,想成为有权势的女性绝非易事。漫长的怀孕期和哺乳期就是漫长的弱点。权势必须来自一夫一妻单配制。在所有存在社会阶层的灵长类动物中,对雄性野心感到心动的雌性动物要经过严格的筛选过程。

人类经历了灵长类动物相同的筛选标准:漫长的哺乳期,一夫一妻单配制,社会阶层,资源的共同汇积,复杂的交流,只不过没有把这些标准再乘以20。进化的结果有利于受到声望和荣誉吸引的女性。智人女性是否也进化出了能吸引较高地位男性的基因呢?

心理学家大卫·布什开始了大规模的研究,他对37种文化的10000个人进行的研究表明,男女求偶存在惊人的相似性。布什团队的研究人员远涉尼日利亚、加拿大、印度、印尼、委内瑞拉、伊朗等地方。他们询问男女对于未来配偶最值得重视的18个特征。在所有37种文化中,无论是原始文化还是现代文化,也无论是一夫一妻单配制还是一夫多妻制,共产主义还是资本主义,女性对于未来配偶声望和经济能力的评分都要高于男性。

荷兰女性对于未来经济能力的评价高于男性36%。日本女性对于未来经济能力的评价高于男性150%。所有其他文化的女性的评价在这两者之间,哪怕是在石器时代的部落里也毫无例外:澳洲的提维人、美洲的雅诺马马人、阿契人和康人,也无论是猎人还是技术专家,农夫还是贵族,爱斯基摩的阿留申人还是阿拉伯人,女性一致认为,没有经济基础,也就没有浪漫可言。

在对中国台湾、保加利亚、巴西、美国和其他地方单身和已婚女性的调查表明,女性一致将"雄心"和"勤奋"评价为"重要的"或者"不可或缺的"。这和男性的评价迥然不同。

在对美国1111份个人征婚广告分析后发现,更加明确提出了经济要求的女性是男性的11倍数。这里的模式很清楚:男性追求美貌并且提供资源,女性追求资源并且提供美貌。一位婚介所的老板观察到,男性欣赏照片,女性阅读简历。20来岁的女性最挑剔。岁数越往后,标准越低,这些女性宣称,她们已经放弃了少女的梦想,即找到自己漂亮潇洒的白马王子。是的,只有年轻女性能够继续寻找自己漂亮潇洒的白马王子的美梦。

在一项颇为残酷的研究中,将一所美国中学年鉴册中的女生照片按照美貌程度进行了排名,然后,科学家研究她们的婚姻是"向上"或是其他。不出你所料,相比女性的地位、教育,乃至智力,美貌才是对于丈夫地位的更佳预测器。我的天啊。

对于2000位已婚女性的研究表明,拥有高地位丈夫的女性孩子更多,离婚更少,对于婚姻幸福度的评价也更加积极。心理试验显示,相比在快餐店工作的英俊男孩,女性更加青睐戴着劳力士手表的丑陋男性。真的是这样,我下次幽会肯定不会穿着满是汗渍的裤子了。

精子来自男人
卵子来自女人

JINGZI LAIZI
NANREN
LUANZI LAIZI
NVREN

男女差异的真实原因

但是要明白，女性至少需要 15 年的更新世的物质提供者，所以，嫁给部落 70 岁的酋长真的不是好主意。女性必须预测未来的酋长是谁，所以，女性更加重视获得未来权势的野心，而非眼前的权势。小伙子们，你开的汽车不如你开车的姿态更加性感。

当一个男人成为百万富翁，其效果就像女性做了乳房美容手术。如果说这些选择是因为文化的影响，那么，我们会在文化中发现，地位高的年老女性可以和年轻男人偷情，可是却没有年轻男人勾引地位高的年老女性的例子。

没有人嘲笑女性是为了金钱而结婚，女性确实会陷入爱恋，女性也确实会出现性冲动。

但是，如果我们的情感是真诚的，那么，我们的基因就是玩弄权术的。看看那些 50 来岁的大学教授追求大学的漂亮拉拉队员，你知道，男人的情感是建立在繁殖后代上的。但是，女性为何追求男性？难道女性的基因是建立在追求威望上的？是否是人类的交往中包含某些潜意识的信息，女人究竟希望从性和金钱里获得什么？男人期望从性和金钱的付出中获得什么？

首先，我们将分析我的个人研究，是什么使得异性恋者好色。

然后，我们将发现为什么爱情使我们成为白痴。

最后，我们将发现为什么陷入爱情的白痴实际上是最聪明的人，尽管他们自己非常愚蠢，对此毫无所知。

4.
身体和简历: 我们为何好色

还是看看我的一些崇拜者的邮件, 首先是……

"你有什么资格鼓吹男女行为的'生物'差异? 你这个该死的男性至上主义者。"

你可能会惊讶我是否经常被问到这样的问题。我破坏了科学家们的盛宴, 很快就大获全胜, 或者, 至少搅乱了我参加的每一次辩论。很快, 知识渊博的博士们将我团团围住。我坚持认为, 人类基因组仿佛是臆想的小说, 因为, 它是线性的数字字母表, 其密码创造了生命。把自己的高傲推到极致。我在完成螺旋状物结构的过程中还完成了科学学士论文, 突然, 一些自命不凡的博士后问我是否有资格。

哦……资格?

没有, 我是老百姓一个。我研究文学, 在美国罗得岛州普罗维登斯学院选修西方文明发展研究, 另外, 多明我会修道士偶尔对我进行指导, 这些家伙对我的独身生活的生物观点缺乏幽默感。我毕业成绩位居最后 10 名的名单之首。这些, 对于博士头衔的科学家来说, 确实不算什么荣誉。但是, 在我的朋友看来, 我是他们的智慧之心。我参加了一年的法学院的学习, 所以, 也就仅仅失去了 30% 的灵魂, 这也足够让我在美国经济中发挥作用了。我把最近 7 年的小说版税

精子来自男人
卵子来自女人

JINGZI LAIZI
NANREN
LUANZI LAIZI
NVREN

男女差异的真实原因

都投入到了全身心地阅读进化生物学。现在，我终于做好跟女士约会的准备了。

我跟学校从来不和。教育干扰学习。我是独立学者，我是文艺复兴时期类型的人，我是自由的思想家。好了，打住！我没有什么资格。但是我居住在加利福尼亚州伯克利，所以，我有资格挑战学者们，跟他们辩论，并且恳求他们别再纠缠我是否有资格。

还有，我进行过直接的科学研究。可是，当我告诉人们，我不辞辛劳研究性欲，他们竟然哈哈大笑。

在我作为小说家在那些平淡无奇的日子里拼命挣扎的时候，我有机会在一场仅演出一晚的男性服装表演上做声光技师工作，并且得到了最低工资。观众全部是女性。当然没有邀请我参加模特表演。我要做的是在魅力十足、肌肉发达的性感男性在身穿各种时装、在T形台走秀的时候，提供壮观富丽的灯光效果，给出令人兴奋的打击乐节拍。休闲装、野外服装、冬季服装，这些女性观众仿佛如科学家一般评头论足，时而眉头紧锁，时而轻微叹息，偶尔打个哈欠。身着泳衣的男性模特引发了阵阵笑声，特别是一丝不挂、臀部紧绷的性感年轻模特。不过，大多数时间，那里的欢乐气氛仿佛是在实验室。我的音乐和灯光没有能够增加娱乐氛围。

这时，T形台出现了身穿动感职业套装的男性模特。

女性观众顿时骚动起来。我感觉就像发生了一场群体的性兴奋，前后持续了5分钟。T形台上一片混乱。人们对于救生通道的规定置之不理。我说的是年龄不小的女性仿佛表现得像是在"超级男孩"音乐会上的狂热清纯少女。手提包里面的物品四处乱扔。我在想，是不是要通知防暴警察来维持秩序？

我顿时感到惶惑，用这些愚蠢的衣服包装起来怎么就会比看翘屁股的男人更加性感？作为非常严格的科学家，我马上根据我对于这一领域的其他相关研究分析了这种行为。

我参加过单身汉的聚会，当然纯粹是为了科学试验。我发现，男性的性兴奋和女性裸体的程度密切相关。我是通过下颚的松弛度、眨眼的频率、舌头摆动的长度、使用女性高音来尖叫"好"的冲动来衡量我的发现的，这些都跟产于马来半岛及苏门答腊合趾猿家族的长臂猿做爱的叫声相似。我发现，眼睛和眼珠转动的比例和句法的正确使用成反比，表明血液从大脑皮层的高处迅速向某些不明器官流动。由于我的心慌意乱，进一步的科学研究已经难以持续下去了。我不得不多次参加类似的聚会，以便反复核查我的发现。我已经做好了准备，向科学界呈示我的理论和发现。

究竟发生了什么？男性对身体所表现出来的遗传优势作出了反应。女性对于地位象征表现的遗传优势作出了反应。

我的结论是，大多数男人都是一样的，如果你想得到女士的青睐，穿上漂亮的衣服真是不错的主意。

可是，我的衣服搞丢了。

4. 身体和简历: 我们为何好色

精子来自男人
卵子来自女人

**JINGZI LAIZI
NANREN
LUANZI LAIZI
NVREN**

男女差异的真实原因

5.
为何男性害怕承诺，女性关心结局

穿着稀薄内衣裤的成熟女性真的很性感。她的性感在于，男性看到了她的成熟。

穿着稀薄内衣裤的成熟男性真的很古怪。他的古怪在于，女性看到了他被剥夺了象征地位的伪装。

或许这份报告含有性别偏见。它将学科变为带有性别的灵长类动物，并且这样描述同类的灵长类动物，同时保持科学的客观性。事实上，有的科学家就是在撰写科学报告中暴露了自己的性别身份。

我将智人男性定义为强壮的、耐心的、理性的和宽容的，将智人女性定义是温柔的、柔软的、聪明的和缺乏判断的。这样两种截然不同的动物是否像科学家那样客观地相互理解？

还在古希腊哲学家苏格拉底之前很久，哲人就对于生命的伟大命题感到困惑：性令人愉悦，但是为什么女性不能毫无选择地奉献出来？对忠诚作出承诺的亲密关系是人类最深层的需求，但是为什么男性如此害怕承诺？幸运的是，我们的进化生物学家让这些更新世的困惑一扫而空。矛盾的根源在于我们的基因，妥协的秘诀也在于我们的基因。如何保持鲜活的爱情，请听我接着说。

我的男孩女孩们，不要再枉费心机打探对方想的是什么了。省省吧。我们永远无法猜透大脑。对此，我会另外写一本书的。还是首先看看基因，因为它们决定了我们的大脑。

在繁殖这一问题上，每一性别都可以作出巨大的贡献。这种贡献容易开发利用，因此，需要巨大的情感来捍卫它。你会注意到，每一性别都会对于某些问题感到头痛。我们还是坐下来，做过深呼吸，穿上试验工作服，观察皮氏培养皿，思考每一性别染色体的链状结构。现在，你是否停止了考虑性别？我们能否得到科学的解释？是的，打开不同性别的基因，你看见了什么？

女性巨大的繁殖贡献就是子宫。她的很多食物营养被使用来保持这一复杂的器官。如果精子进入那里，并且占据了位置，对于未来的新生生命来说，那将意义重大。

男性巨大的繁殖贡献就是他所能够获得的资源，因为他没有子宫。他的食物营养更多是使用在了保持上身力量和追踪目标的智慧，因为他必须终身投入到一个孩子的成长，可是他不确定孩子是否是他的。如果其他男人的精子进入了他的性伴侣的子宫，并且占据了位置，对于那个花花公子来说，那将意义重大。

每个人的情感都是按照保护各自性别的这种伟大的繁殖能力建构的。

女性基因知道，性交不仅仅是欢悦，怀孕意味着资源、工作和失去获得更加有地位的精子的机会。对于携带子宫的人类来说，进行性交的选择表明繁殖潜力的严重缩水。

男性基因知道，承诺不仅仅是情感过程，承诺意味着资源、工作和失去向更多子宫喷射精子的机会。对于制造精子的人类来说，选择一夫一妻单配制的性交表明繁殖潜力的严重缩水。

精子来自男人
卵子来自女人

JINGZI LAIZI
NANREN
LUANZI LAIZI
NVREN

男女差异的真实原因

如果女性在更新世时期怀孕,其孩子的父亲向着山上一跑了之,孩子注定会夭折。如果她没遇到这位该死的家伙,也就不会怀孕,也就可能会和其他的男性性交并且怀上其他人的孩子。

如果男性将终身的工作投入到更新世时期的性伴侣身上,而结果发现孩子不是他的,他注定当初不会让其孩子出生。如果当时发现真相,那些家伙必死无疑。

记住,如果下一次你的配偶是个古怪家伙,那就看看他的基因,并且保持耐心。他的承诺恐怖症、工作狂、忌妒多疑,对于乳房和体育的迷恋,所有这些都是为了孩子。她的奚落、月经前不快症、虚荣,对于魅力和穿着的迷恋,所有这些都是为了孩子。当你想象男女“定型”是腺体功能的反应,是保护我们未来的孩子的遗传规定,我们可以对于对方更加宽容。如果你认为设计来保护未来的新生孩子的情感武器实在过分,那么你就等待孩子出生后再说。

不幸的是,每个人的情感结构也是用来开发利用不同性别的天资。你所拥有的任何宝贵的生物天资也是弱点,可能遭到他人的利用。我们可以选择正直和崇高,可是,我们的情感是受自然选择的无情规律建构的。你的基因不仅会蒙骗你所爱的人,也同样会蒙骗你。现在,我们看看它们的秘密和把戏。

智人男性在寻找性的满足中很容易表现出未来丈夫的行为和角色。但是,一旦得到性的满足,他们就会惊讶地发现自己的情感发生了变化。不过,每个男性拥有足够的精子满足部落的每个子宫。自然选择给予男性阴茎和大脑,可惜仅仅给了每次只能使得二者之一行动的血液。

女性情感被建构来开发利用这种血液流动的问题。一夫一妻单配制的女性受到拥有资源的稳定男性的吸引。这种类型的女性还受到带有"坏孩子"基因的冒险男性的吸引,这些基因可以遗传到具有男子气概的后代身上。这是两种不同类型的吸引。

如果你制造精子并且抚养后代的时间很长,多个世纪达尔文式的选择将会把你的繁殖兴趣分裂为两种策略:数量和质量。一种强调制造后代,一种强调抚养后代。每个男人都有这样两种策略的情感,因为每个男人都是原始人类的后代,他们使用上述两种方式来制造更多能够存活的孩子。每个男人都有父亲和好色无赖之徒的基因。

如果你携带子宫并且抚养后代的时间很长,多个世纪达尔文式的选择将会把你的繁殖兴趣分裂为两种策略,带有两个目标:资源和基因。这两种目标不一定同时出现在同一个男性身上。最好的资源可能来自你的丈夫,而最好基因或许来自别人的丈夫。每个女人都有这两种策略的情感,因为每个女人都是原始人类的后代,她们使用上述两种方式来制造更多能够存活的孩子。每个女人都有妻子和情人的基因。

情感是本能,本能来自自然的和性的选择,所以,我们的恐惧中存在更新世的动机。女性担心遭到遗弃,男性担心上当受骗。女性担心男性会对其他女性的后代投入。从更新世的热带大草原,精子的传播者和后代的抚养者继承了不同的恐惧和渴望。

对于所有需要长期抚养后代的动物来说,这就是他们的基因的二重性交策略的关键,我们将在下面一章讨论这些。一旦我们理解了令人无所顾忌的动力,是它缔造了我们更新世的情感,男女就会更加相互理解。然后,进化生物学会告诉我们,我们是如何产生爱情的,以及如何保持这种爱情。这样,我们就要珍爱基因,珍爱女性同

5. 为何男性害怕承诺,女性关心结局

精子来自男人
卵子来自女人

JINGZI LAIZI
NANREN
LUANZI LAIZI
NVREN

男女差异的真实原因

性恋者的对偶基因,这是另外两种基因复制的策略,对于我们的顺应性非常重要。

　　首先,我们还是谈谈好女孩和坏女孩、好男孩和坏男孩,当然也包括他们制造的小宝贝。

6.
自己动手的家庭实验

在我们讨论上面的问题之前，你得完成这个自己动手的家庭实验。完成性交，你需要一个伴侣。你的身体应该具备恰当的工具。在经过性高潮以后，大声喊叫，跳下床头，跑出门去，马上驾车溜之大吉(当然，首先考虑是否应穿上衣服)。

现在分析你的感受。如果你是携带子宫的类别，我多年的科研经验形成的预测能力认为，你会感到受到了欺骗。你希望得到美好东西，却没有得到。

如果你是制造精子的类别，你会感到你偷盗走了什么东西。你免费得到了美好东西。

现在，进行实验的第二步。装着你非常想要了。增加你的激情，然后，在最后一刻改变主意。告诉你的伴侣，你非常尊重这种一夫一妻单配制，不应让它因为偷吃禁果而掉价。

如果你是传播精子的类别，我多年的科研经验告诉我，你肯定会感到受到了欺骗。你希望得到美好东西，却没有得到。你投入了巨大精力，却没有得到任何回报。天知道你何时才能如愿以偿。

如果你是保护子宫的类别，你肯定会因为这一举动感到受到尊重。你得到了美好东西，却没有放弃什么。你完全具有能力对于上

精子来自男人
卵子来自女人

JINGZI LAIZI
NANREN
LUANZI LAIZI
NVREN

男女差异的真实原因

述举动说不，并且作出决定，现在，做爱的时间到了。这样两个不同的反应是我们的欲望进化之源的关键。

7.
男性如何得到性满足

不过，你不能只根据男人的收入判断他的性能力。很多富有的公司总裁没有得到和女性的约会。在一百年前，金钱根本不存在。判断猎手能力的更新世货币不是金钱，而是注意力。

在整个人类的祖先直立人和大多数智人的进化过程中，部落是半游牧的，你能够携带的，或者能够让他人为你携带的一切，就是你能够拥有的所有物质财富。原始人类展示了昂贵的财富——在越野汽车出现之前是贝壳项链，但是，他们真正希望得到的是尊重。

你拥有多少无用的东西远没有多少人愿意帮助你重要。如果你是原始人类的男性，人们关注你的言行，渴望你的赞同，肃立倾听你的意见，那么，这就意味着你是头儿。支配注意力的男人同时也支配了获得社区支持的渠道。那就表示你是优秀的筑巢者。

人类的住所不是固定的，而是随着地形迁徙。人类比露营者更不是宅地的拥有者。那就是为什么人类的巢穴更是社会性的而不是物质性的。看看你的社区的其他原始人类，他们才是你的巢穴。你所拥有的形同废物的财富无非是向他们炫耀而已。

与领土相比，人类更多的是争夺地位。领土和财富无非是地位的象征。部落的注意力是一种心理上的领土，在其中，我们收获我们

精子来自男人
卵子来自女人

JINGZI LAIZI
NANREN
LUANZI LAIZI
NVREN

男女差异的真实原因

这种群居动物生存所需要的资源。控制了注意力结构的人的地位就高，也就具有性吸引力。

那也就是为什么摇滚歌星比公司总裁获得更多。你简历中的累累弹痕不会像荣誉那样激发内心的更新世性质的反应。

成为专业的男性篮球运动员非常有用。它表明，你综合了五种健康指标，它们能够得到异性恋女性卵巢的赞颂：身高、名誉、财富、身体协调和运动机能。不过，要想抽时间练习篮球可就麻烦了。

但是，我们这些身体矮小的无名之辈，贫穷，身体左右不匀的小人物也不要放弃希望。苏珊·布莱克默是《迷米机器》的作者，她认为，在长达250万年中，女性追求的性交对象是最优秀的思想家。那也是为什么直到今天，如果部落采纳了丑陋贫苦者的思想，女性同样也会倾向和这样的人性交。胡说八道？我明白，所以我开始写作本书。乔丹，充满希望地瞄准目标吧。

我不在意你是灵长类动物还是尖嘴鱼，动物社会的所有社会制度都是有等级的。我们祖先的部落社会的经济是不平等的。大家冲着部落的有限高地位而竞争。这意味着最终只有少数才能登上顶峰，少数只有沦入底层，其他的则居于中间。我们继承了他们的欲望，希望获得声誉，希望获得性吸引力，当然，也继承了他们的伪装，装出异常优秀，仿佛对声望满不在乎。人类社会就是竞争。

现在，我们明白了男人如何得到性满足。我们能否猜测，女性如何征服男人？女性是否也继承了竞争注意力的本能？

我们还是来进行现代求偶现象的人类学研究，希望能够发现，有多少单身女性天使般地相互培养。

8.
好斗的基因

在没有一夫一妻单配制的物种里，不存在女性的性嫉妒。为什么要为了争夺男人而大动干戈？雌性猩猩宁愿争夺食物，至少这样还有价值。她们和雄性性交以后，雄性完全有追逐新的猎物的自由，雌性不会在意。她们只是想得到雄性的精子，精子在雄性那里源源不断。雌性猩猩心里会想，让雄性自己去争夺吧。无论谁登上了上层，我们都会得到想要的东西。雌性猩猩会对"淘汰约会"进行可怕的竞争。

如果存在一夫一妻单配制，例如很多鸟类和一些哺乳动物，雌性会为了维系长期的一夫一妻单配制进行你死我活的争夺。

我曾经看到，新郎的花束抛向天空，优雅的女傧相为之相互抓撕对方的脸。美国最搞笑的家庭电视剧描述了很多这样的场面，描述了为了性爱的争斗，也有为了争夺花束大打出手。这些笨蛋究竟错在哪里？

巴拉圭的阿契人这个名称非常恰当（和英语"痛苦"一词拼写一样）。他们 1/3 的儿童死于 15 岁之前。如果你是出生在阿契人中，并且你有父亲，那么，你死亡的几率是 20%。如果你没有父亲，那么，你死亡的几率是 45%。没有父亲使你死于疾病和饮食不良的几率增

精子来自男人
卵子来自女人

JINGZI LAIZI
NANREN
LUANZI LAIZI
NVREN

男女差异的真实原因

加 3 倍，使你受到谋杀和被迫贩卖为奴的几率增加 2 倍。人类学家使用了各种高深的方式来表达本来应该简明的事物：当食物短缺和孩子遭受伤害时，人类就会遇到麻烦。

不过，阿契人的痛苦并未超过那些依然像我们的祖先那样生活的部落。在整个狩猎和采集野果的社会里，20%~65%的儿童死亡。现在，你明白了你浪漫的极端情感来自何处了吧。爱情是生死攸关的感觉，因为从前爱情就是那样。我们继承了古老的痛苦。

部落就是泰坦尼克号巨轮，当一切开始下沉，是财富和地位决定人们的生死。人人都希望向上寻找婚姻配偶，目标向上，因为上面才是放置救生艇的地方。

设想一下，如果你是这样的性别，首先是发现自己不可避免地怀孕了，然后生下了一个胖呼呼的小肉团，小家伙的气味很远都能闻到，你必须在小家伙能够自己谋生以前，连续 15 年给他提供蛋白质，你的身体构造是将更多的热量投入到子宫的维系，而非投入到培养用于杀人的肌肉，你想，什么对你更加重要？跟忠诚的猎人或者武士保持终身的结合关系，因为他能够保护你的社区，维持你的家庭。跟汽车保险杆上面的宣传贴纸不同，鱼群也需要自行车（有的鱼群喜欢鱼，可是我们将在后面讨论女性同性恋）。

女性需要的是来自父亲方面的投入，如同男性需要的是来自父亲关系的确保，女性会为此不惜代价拼命争取。女性总是面临严峻的选择竞争，希望对于表明未来父亲的投入的象征，和表明具有未来领导才能的象征具有足够的性吸引力。可是，具有未来领导才能的人数有限。

15 岁的人在阿契人中不再是小孩。他们是饱经磨难的成人，他们携带武器,抚养后代,他们完全明白什么最重要,包括我们这些富裕的西方人发现是浅薄的东西:声望、权势、一夫一妻单配制、父亲关系的确保、父亲方面的投入、通过武力威胁提供亲属的保护。这六个方面能够保证孩子的成长。每一代人中,成功者必须建立在让别人的孩子忍饥挨饿的基础之上。不过,没有广泛的合作,无人能够生存。这种约束能够对于我们社会情感的很多方面给予解释。

当然,在今天,这种权势地位和后代的关系受到抨击。一旦我们现代人类抛弃工业革命,放弃避孕手段,放弃农业生产和放弃接种牛痘疫苗,穷人的繁殖会比富人快得多。不过,现代的猎人和采集野果为生的人,在长达200万年的更新世时期中,我们的欲望也发生变化,具有声望的人群繁殖了更多存活的后代。

我们无须观察猎人和采集野果为生的人就能发现,声望使得我们的祖先幸福和好色性感。我们可以看看工业革命之前的农业社会。在19世纪,瑞士村庄准确记录了生日、结婚日、孩子的数量、各种职业,那里仿佛有一个现代的官僚机构帮助他们。博比·S.罗写出了《性为什么重要:人类行为的达尔文解释》的书,书中关于19世纪的图表发人深省地显示了瑞士村庄的出生率和财富的关系。

在每一年龄阶段,富裕女性的出生率都是贫困女性的两倍。而这仅仅是统计了出生率,不包括因为营养更好而有幸在童年存活的人的状态。同样,富裕男性拥有更多的再婚机会和拥有更多的后代。博比·S.罗的书表明,在每一代人中间,为什么那些抱负更少、不太成功、不太幸运的人群的后代更少,那些更有抱负、更加成功、更加幸运的人群的后代更多。尽管我们讨论的是瑞士村庄的情况,那里的生活条件比阿契人舒适清闲,但是,每一代人都存在因为贪婪和追求

精子来自男人
卵子来自女人

JINGZI LAIZI
NANREN
LUANZI LAIZI
NVREN

男女差异的真实原因

地位而进行基因选择的问题，以及存在为了增强对于贪婪者和有地位者的性吸引力而进行的基因选择的问题。这些都解释了为什么曾经主演了《富豪与名流的生活透视》的罗宾·里奇不会主演《穷人与无名之辈的生活透视》。

地位的竞争仿佛是熔炉，我们在其中得到淬砺。社会等级固执地滞留在人类社会，那些与最有社会权势的男性性交的山洞人的女性，将会获得最有安全保障的后代。

这就是女性为什么需要真正的而不是虚假的钻石订婚戒指，也是女性为什么不能分辨其中的真伪也毫无关系。女性喜欢婚戒并非是因为其闪闪发光，如果它货真价实，一颗人造钻石也无大碍。女性喜欢婚戒是因为其具有的象征：男性许诺了对于巢穴的投入。如果没有价值，你是不会投入的。

那就是为什么女权主义的观点难以说服大多数异性恋的女性，认为她们不需要再依赖男性，如同受过教育的新大脑皮层难以说服她们，漂浮的花束无非是愚蠢的象征，为什么我需要……是哪个狗东西推了我？

9.
古怪的基因

任何原始人类的男性在理论上都能够使得部落的任何女性受精怀孕。但是，资源是有限的。20次鲁莽的性交出生的10个小孩并不能给予你的基因多大帮助，如果所有孩子遭受饥饿，或者处于部落的社会底层。任何随意的遗传突变，如果能够使得男性将其资源集中在一个女性和她的孩子身上，就会因为这些孩子存活率更高而使这些遗传突变能够在下一代得到遗传。

但是，记住，有多余的精子抛洒一点也无妨。毕竟，世界上女人多得很。对于男性，享受性交不会导致多大的投入。他所抚养的后代和他所抛弃的后代不一定必须来自同一个子宫。因为，智人的男性与他们的后代及配偶的密切关系，并不意味着在他们的脑边缘系统深处就忘记了对于古代男性勾引荡妇的策略的原始记忆。淫荡总是任何精子制造者心照不宣的策略。

大多数雄性动物追求的是"数量"策略：让尽可能多的女性受精怀孕，然后，让后代听天由命。而这总是导致了雄性之间的残酷竞争。

在对115只海象的研究中发现，其中5只体积最大和最卑劣的海象是85%的后代的父亲。95%的海象终身未娶，而即使那些在某一春天占据统治地位尽情享乐的海象，它们的命运在来年也会发生

精子来自男人
卵子来自女人

JINGZI LAIZI
NANREN
LUANZI LAIZI
NVREN

男女差异的真实原因

变化:死于非命,它们的荣耀仅仅维持了短暂的季节。

你可能会嘲笑那些模样古怪的鸭嘴兽,可是,你不会面对着这些鸭嘴面孔那样做。雌雄出生的数量是相等的,可是,青年雄性使用毒刺开始相互残杀。当它们长大成人,可以交配的时候,雌雄比例变为6∶1。获胜的一夫多妻的雄性于是成为新的一代鸭嘴兽浑球的父亲。

其他的雄性动物追求的是"质量"策略:对后代的数量进行选择,并且认真抚养,保证他们的成长为父母。这样,就大量降低了男性之间的竞争,因为,他们忙碌于履行抚养后代的父亲的职责。普遍而言,作为父亲的男性越多,他们之间的竞争也就越少。

雄性红狐是虔诚的丈夫和尽职的父亲(我说的是动物,不是说的演员)。它每6小时给家里叼回一只死兔子,教育后代如何跟踪和捕获猎物。它还会把食物掩埋在地下,让它的幼畜学习如何靠嗅觉把食物找出来。但是,如果正在发情的年轻雌狐从身旁悄悄溜走,雄性红狐当然不会注意不到。狐狸和我们同样,也是定期实行一夫一妻单配制的。

蒙古的加卡利亚仓鼠也是尽职的父亲。它会在土地中觅食,将腹袋塞满寻找到的种子,匆忙赶回洞穴,站在它的后代面前,然后使用前脚拍打屁股,把种子喷洒出来,仿佛就像约翰·伯路希在《动物屋》中使用青春痘开的玩笑。当波普作为他的性伴侣的接生婆时,也使用了同样的花招,用前脚拍打她的屁股。很难说她是否喜欢他这样做,并且也不会产生相同的喷洒种子效果,但是,起作用的就是这种动作。如果波普在出差途中遇到其他的女性,这位啮齿动物或许会表现出是背叛老婆的老鼠。

对于婚姻关系不幸的是,在任何能够产生大量精子的生物体中,强调"质量"策略的基因永远不会完全反对"数量"策略，无论雄性在后代身上投入多大，以便确保它们的存活和地位，他总是还有多余的精子。如果你的精子像美国黄石国家公园的间歇喷泉老实泉，那就很难保证忠诚了。喜剧演员克里斯·罗克说："男人的忠诚只是挂在口头。"

这表示，男性会继承两种不同的性欲，因为男性制造两种类型的后代：他们投入的后代和他们不投入的后代，即妻子的后代和情人的后代。

有的男性出于性欲而使得女性受精怀孕，观察他们的内心，可以令人惊讶地发现，除了事后一走了之，他们没有任何深层强迫性冲动。有的男性出于爱情而使女性受精怀孕，并且，他们会为了妻子和孩子的生活拼命工作。男性不一定是在愤世嫉俗中策划了这一切。

男性的繁殖历史赋予了他们两种策略：一夫一妻单配制和精子的随意抛洒，所以，进化给他们遗传了两种不同的情感。

女性很少会具有这种双重的差异。宝贝是出自你的身体，就是那样简单，无论孩子的父亲是君子还是小人，都没有任何关系。你没有多余的卵子来任意抛洒，你也无法将孩子拴在他父亲的身上，然后自己溜去和情人幽会。

一位研究人员作过调查，询问人们对于未来配偶的最低智商要求。普遍而言，男女两性的回答都是平均智商。他再询问，对于和未来配偶上床的最低智商要求，女性的回答是，这种情况下，应该高于平均智商。男性的回答是，这种情况下，应该低于平均智商。

即使是有较长抚养期的智人，男性情感的建构也是基于这样的基础：爱自己的原配和孩子，但是依然陷入没有情感承诺的婚外情。经

精子来自男人
卵子来自女人

**JINGZI LAIZI
NANREN
LUANZI LAIZI
NVREN**

男女差异的真实原因

过上千年来的演变，智人的男性把有的女性看做是理想的妻子，把有的女性看做是理想的情人。女性在性爱之后希望得到"尊重"的想法仿佛是基因在询问："我究竟是理想的妻子，还是理想的情人？"

这就是女性受到的约束。女性明白，诱惑男性，性行为必不可少。但是，她们同样明白，如果男性感觉她们在性关系上是随意的，就会将她们归结到情人的范畴而非妻子的范畴。男人希望确保父子关系的欲望意味着，他不太可能将资源投入到性关系随意的女人身上。

弗洛伊德分析了男人的圣母/娼妓情结，说道："他们有爱情则不能存有欲望；他们存有欲望则没有爱情。"

好了，事情并非那样糟糕，男性会长期为了同一女性存有欲望和爱情，但仅仅是她具备了男性的两个繁殖目标：出生后代和抚养后代的行为。迷人的身体和称职的母亲并不总是合二为一，那就是为什么每个男人同时带有花花公子和父亲的基因。优秀基因和称职的父亲并不总是合二为一，那就是为什么每个女人同时带有情人和妻子的基因。很多采纳了情人策略的女性抚养了健康的宝宝，但是，妻子的策略更加成功，否则，女性对于妻子名分和地位的偏好就不会得到进化遗传。

现在，时光进入了 21 世纪！女性展现了和最有权势的男性同样获得声望的能力。为什么现代社会具有声望的上层女性还要在乎男性挣钱和获取声望的能力？

有趣的是，布什引用了多个研究，这些研究分别表明，美国具有声望的上层女性更加重视她们眼中的男性的社会地位（听到这点或许你会感到惊讶，可是富裕的女性很少嫁给中层阶级男性。富裕的男性则较少受到这种偏见的折磨）。女性百万富婆追求的是男性亿万富翁。埃尼斯指出,哪怕是女权主义团体的领导人物也追求富裕的男性。杰克·肯尼迪和来自皇家的王妃黛安娜,她们最终都是嫁给了亿万富翁。众所周知,绝世美人埃及女王克利奥帕特拉很难找到与之相配的男人。当你真正是一位女神,唯一和你相配的只有国王,即使那样,你依然是降低了身价。当你是位居巅峰的女性,你真的很难再上嫁了,可是,位高权重的女性依然在苦苦追求。

每个掠夺者最喜爱的猎物是无助的幼小者。我们的后代成长很慢,我们最初的情感基础就来自男女意识到了这一事实。那也是为什么尽管我们根据逻辑可以推断出,带有避孕套的富裕女性可以不需要男性的帮助,可是,我们埋藏内心深处的更新世的伴侣需求依然是人类天性的一个部分。无论我们在实际上是否相互需要,但是在情感上我们确实是相互需要的。

我知道现在的食物很充裕,你也知道现在的食物很充裕。可是,我们哺乳动物的脑边缘系统建构了我们的欲望,并且记住了饥荒的时代,当时,我们的后代尸横遍野,而权势群体则肥得冒油。

无论哪个性别获得资源,都会和异性分享。当男性具有获得资源和制定社会规范的权势时,他们身旁总是不乏挥手即来的三妻四妾。如果是女性获得这种权势,情况会是怎样的呢?男人们,设想出现了你的色情狂想的反面场景,然后去看看喀麦隆的白克瑞人,你会发现他们具有惊人的相似。

喀麦隆的西非白克瑞人奉行的是女权主义的乌托邦,不过,那却是男人的地狱。大规模的人口迁移会对社会的性别均衡造成灾难。在白克瑞人部落,男女比例是 2.5∶1。女性拥有庄园和金钱。但是,女性没有保持年轻的适婚男性的稳定以便满足她们的性欲,她们也

精子来自男人
卵子来自女人

JINGZI LAIZI
NANREN
LUANZI LAIZI
NVREN

男女差异的真实原因

没有创造一个相互分享和社会主义的慈善性质的地球母亲社会。相反，她们要求的是把那些来自拥有资源的比例很少的男性作为可以任意抛弃的丈夫，一旦将男人吸得精光，并且有更加富裕的男人出现，她们便毫不犹豫地将其抛弃。白克瑞女性把男人当作劳役的马匹，并且毫无羞耻地将经济上的不称职作为离婚的理由。

在经济的不宽裕可以作为离婚理由的 50 种文化中间，有 49 种文化只允许女性为此提出离婚。只有一种文化允许男女两性都可以因为经济原因提出离婚。没有任何文化允许男性因为妻子挣钱有限提出离婚。而男性和女性分享资源是人类的普遍规律。

南希·埃特科丈在《新闻文摘》的文章中指出，人类学家苏珊·弗雷泽调查了 48 种传统文化中离婚的人群，女性提出离婚的原因中，最多的两个原因之一，是男性挣钱能力有限，男性提出的原因中，最多的原因是不孕不育(典型的是责怪女性)。

有趣的是,白克瑞人女性的经济能力没有将她们从卖淫堕落地位解放出来。在喀麦隆，是卖方市场。很多单身白克瑞女性，通过性交易向极度性饥渴的男人收取高昂的报酬，为自己聚集了可观的财富。当她们准备结婚的时候,这些企业家已经拥有了不菲的现金和土地财富，然后，她们就开始选择自己的第一个丈夫，并且会使用黑寡妇的风格将其吸得精光。幸运的是,她们很快停止了为了后代而盘剥丈夫的方法。我的女友有时看着我，眼神就像她也要蠢蠢欲试。

正常情况下，我应该停止下来歇歇气了。可是，为了抢在我的对手前面一步，我最好还是写下去。我早上的时间用来写作这本书，晚上的时间转变到从事伟大的文学创作。这是发自我内心的呼喊。

10.

造园鸟告诉我们艺术如何通过演变而达到最终目的

艺术家们为何渴望艺术的创作？艺术为什么是无用的，并且，我们为什么尊崇艺术？进化生物学家认为，艺术的演变是为了求偶。我们看看艺术世界的女性杀手雄性造园鸟吧。

每一只雄性造园鸟都会建造庞大的泰姬陵，重量是其体重的数百倍，目的无它，就是引诱雌性造园鸟进入，然后是完成 3 秒钟的性交。鸟穴面积足够容纳一个人，装饰有大量彩色的花瓣，蝴蝶翅膀，各种浆果，这些美妙的建筑在色彩单调的树林里奇幻般矗然而起，编织而成的教堂建筑勾绘出了"爱巢"的新意。有的造园鸟还使用绿鲜苔建造草坪，或者通往宫殿大门的大道或者小径。雄性造园鸟会在它们的作品旁边高傲地行走，歌唱，跳舞，同时，破坏对手的作品，就像在某些浪漫戏剧中那样。

雌性造园鸟就像评论家那样翩翩而至。她们非常看重对称和色彩搭配，就像在一旁表演的雄性造园鸟的舞蹈，对称和身体的协调最具有艺术感染力。雌性造园鸟作出评价，然后走入花亭宫殿。

我的天！这些表演无非是性交的前戏罢了。忘掉拥抱和爱抚

精子来自男人
卵子来自女人

JINGZI LAIZI
NANREN
LUANZI LAIZI
NVREN

男女差异的真实原因

吧。雄性造园鸟一旦性交结束，就马上迫不及待地为了下一个目标开始准备舞蹈了，结束性交的雌性造园鸟则匆忙离开，开始建造茶杯大小的舒适鸟巢，马上孵她受精的蛋，并且期盼作为单身妈妈抚养后代。

我们受过熏陶的艺术品位是否是为了同样不可告人的卑鄙目的得到进化的？进化生物学家认为是这样的。如果人类发现，创作艺术杰作冲动的基因具有异性吸引力，这些基因就会在我们祖先的环境中得到青睐和选择。早期的男女必然选择与具有创造性的异性交配，因为创造性表示基因的健康和适应能力。

这是进化理论中最具有性诱惑力的观点。进化中最强大的力量是我们的性刺激。我们对于北美驯鹿的捕猎和浆果的采集使得我们的进化过程落后于我们对于和谁上床的选择。我们的环境使得我们学会了奔跑、呼吸、蹲坐、抛物、挖掘植物根茎、寻找庇护场所。但是，男女通过优生交配，让我们更加聪明，更具有创造力，更机敏，更忠诚和更漂亮。经过漫长的历史演变，我们通过配偶的选择完善了我们的身体和心灵。生物能够自我完善。下次，如果你决定和某人上床，记住，整个物种会危如累卵。因为，如果你和某个性情古怪的人上床，你就是选择了古怪的基因。

为了明白为什么配偶的选择使得人类的进化远远快于自然选择，你必须明白自然选择和性的选择的区别。

自然选择使得生物得到进化，以便解决在自然界遇到的问题。性的选择则使得生物进化，以便取悦异性。两者很容易区别。

首先分析自然选择。自然选择形成了顺应性，以便解决在自然界遇到的问题，其能量消耗极小，效率极高，并且是专门化的。在相同的物种成员中间，变化不大，因为自然选择淘汰清除了效率低下的顺应性。自然选择将每一特征磨炼到了最佳效率，直截了当，毫无虚饰。它激发了所有生物的斯巴达人的刚毅和美妙：印度豹的体型、青蛙的蹼足、老鹰的翼展、蚊子的大脑和袋鼠完美的肾脏。自然选择同样表现在生物的行为之中：吃饭、睡觉、运动和肠胃气胀。

现在看看性的选择。性的选择形成了顺应性，以便吸引异性，所以它必须是炫耀性的，其能量消耗越高越好，除了增强吸引力外别无其他。在相同的物种成员中间，会有极大差异，因为每一成员试图和繁殖竞争对手区别开来。这就是所有的生物结构复杂和形式多样的炫耀性美丽所在：狮子的鬃毛、犀鸟的色彩、水仙花的艳丽花冠、非洲疣猪的肉疣、人类不必要的硕大乳房和阴茎。

性的选择同样表现在生物的行为之中：雄鸡的高昂阔步、造园鸟的建筑、青蛙的叫鸣、罗马建筑的圆柱，以及生物学中雄蕊和雌蕊组成的蕊柱。

当你看到狮子追捕野生羚羊，你所看到的是经过自然选择磨炼的特征和行为。当你看到雄性狮子耸立鬃毛，挺起胸膛，雌性狮子躺倒在地，羞怯地挥动尾巴，你所看到的是性的选择引发的特征和行为。

性的选择对生物的改变速度远远快于自然选择，因为，没有生命的环境并不在乎选择的对象，而好色的动物非常在乎选择的对象。残酷的自然给予的尝试和磨难淘汰我们的速度远远慢于寻找配偶给予我们的尝试和磨难。

现在，我们明白了为什么毕加索拥有众多的情妇。你看见过毕加索的照片吗？不完全像是演员罗伯特·雷德福，他的穿着也并不时髦。可是，他就是能够建筑奇妙的庭院，他知道如何围绕庭院昂首

精子来自男人
卵子来自女人

JINGZI LAIZI
NANREN
LUANZI LAIZI
NVREN

男女差异的真实原因

漫步和舞蹈,他夸夸其谈。与哗众取宠相比,艺术显得更加无足轻重。

女士们,如果下次听见他抱怨说,他带你出去吃了一餐价格不菲的大餐,你就告诉他说,如果他是奥地利的金色造园鸟,他就应该仅仅用他的嘴壳和脚掌,为你建造高达60英尺、重量数吨的庞大庭院。

即使你的男人为了性而真的建造了高达60英尺、重量数吨的庞大庭院,它是由兰花、蜗牛外壳、反刍的水果和从邻居房屋偷来的海滨砂石修建的,但是,人们依然会为你担心,担心那家伙进行了造园鸟研究,发现雄性造园鸟从来都是在雌性怀孕之后就撒手不管了。

这样,就使得你看起来像是居住在了纽约房地产大亨唐纳·川普的大楼里面了,对吧?

艺术就像是山雀喊喊喳喳地鸣叫:展示智慧的方式,性交能力的象征。美妙的歌喉赢得勇士的心或者抱得美人归,无论是雄性还是雌性,也无论是英雄还是狗熊。音乐和羽毛赢得性的能力。难怪硬摇滚乐队歌手吉恩·西蒙斯的名字也与基因拼写相同。

在自然界,雌性的性装饰不多,但是在下面两种情况中会出现:一种是当雌性的性行为是乱交,和其他雌性展开争夺雄性的竞争;一种是实行一夫一妻的单配制,雄性和雌性相互吸引。那些不为雄性进行竞争的雌性最终无人理睬,那些为了雄性进行竞争的雌性最终光彩照人。生长在北太平洋地区实行一夫一妻单配制的小海雀雌鸟,有的长出庞大的冠毛顶饰,以便向着雄性展示自己的健康。

关于人类,令人激动的是,女性和男性一样,进化发展了性的炫耀力,包括艺术的创新。这就表示,原始人类的男女两性必须为了更新世的配偶而竞争。没有相同性别对手之间的竞争,也就没有必要生长出各种形状的乳房、胡须,或者修建桥梁,或者赢得桥牌胜利。

可是，我真的希望为了艺术而艺术。我们现在不是需要通过努力竞争来制造更多的宝宝，而是继承了争取成功的基因，因为这些争取成功的基因过去能够制造更多的宝宝。人类的劳作是为了获得繁殖的许可证，无论你是否意识到了这点。什么，你认为我写作这本书是为了倡导科学？我很早就明白，男人做的任何事情都是为了女人。

当我12岁时，我参加的童子军安排了长达一周的加拿大海岛旅游。不允许女性参加。我们很多人的父亲非常严格，他们同意我们组织的童子军活动，是因为能够让孩子得到锻炼。但是，一旦到达加拿大海岛，我们的父亲们在整整一周时间里都不洗澡，刮胡须，抚养孩子和锻炼身体。而我们孩子则放开手脚，开创了我们自己小小的蝇王世界，相互比赛脸谱彩绘，群起攻击胖小子。当时的我12岁，我感到迷惑的是那些曾经非常一本正经的家长，为何就没有一丝精力，从他们的吊床上爬起来，或者把肚皮上的面包屑弄干净。他们发出的唯一命令是给他们传递食品和酒水。其中一个要求我们在距离他的吊床很近的地方挖一个厕所。我就不明白他为什么就不能把他的吊床向着我们已经挖好的厕所移动一下。原来在家里，我的老爹总是因为我的手指甲不干净揍我，但是，当我们来到海岛以后，我突然感到前所未有的自由，可以将树丛点燃，可以将蜂窝浇上汽油，可以使用斧头劈树，可以戏弄快艇，可以在晚上扮演警察和强盗，可以使用有毒的树藤设置陷阱，可以从40的悬崖跳水，可以喝白兰地酒，然后呕吐，当然也可以让我的刀伤感染化脓。直到6天后，我们应该启程回家，回到女性主宰的世界时，父亲们才极不情愿地从吊床上爬起来，使用了肥皂，更换了衬衣，变得冷酷，命令我们把6天来一团糟糕的地方弄好。他们还要求我们把伤口弄干净，免得回家妈妈看见要

10. 造园鸟告诉我们艺术如何通过演变而达到最终目的

精子来自男人
卵子来自女人

JINGZI LAIZI
NANREN
LUANZI LAIZI
NVREN

男女差异的真实原因

挨骂。

男人或许是家里的户主，可是女人统治男人。我曾经做过 5 年的婴儿保姆，所以能够深入了解很多家庭的内幕，能够对于父亲和母亲作出令人信服的、全面的概括。凡事一旦涉及到了孩子，母亲总是实行铁腕统治。从他们以前追求妻子的经历中，父亲则完全可以理解现在会发生什么。

下面是我给一位父亲打电话时的对话：

"喂，你好？"

"你好，我是乔。我想知道莫里斯什么时候需要服药？"

"嗯，嗯……这个啊，我老婆不在，嗯……"

"你知道他是早饭后服药的吗？药瓶上面写的是每隔 4 小时一次。"

"是吗，嗯，我们以前是大家商量的，我不想自作主张。"

"好的。你知道我是不是要去接克拉丽斯？如果是的话，你就得看着莫里斯。或者看着点儿塞尔达，不然它又会捣蛋。"

"塞尔达？我的孩子？"

"是塞尔达，莫里斯的宠物。你可以做吗？"

"嗯……是这样的。她回来之前我不能离开，所以……"

"好吧，你知道她什么时候回来？"

"她没有说。"

"你能不能给我留个条？"

"嗯，我不能保证。"

"什么，你不能保证？什么意思？"

"我这里没有笔和纸。"

下面是我给一位母亲打电话时的对话：

"我是妈妈。"

"你好，我是……"

"很高兴你来了电话！我 8:20 在车上给孩子服了药，所以，他在 12:20 午餐后还要服用一次。我放了一个闹钟在他的午餐袋子里面，到时会提醒你。你在送了莫里斯以后，不是之前，别忘了给汽车加油。中午会是阴天，莫里斯需要带一件外套在休息的时候穿，他也还需要带上空手道练功服。克拉丽斯还在对她的朋友简和吉尔的谈话生气，她们谈到了乔安娜，但是涉及到了她喜欢的男生。因此，请你在 3:15 送克拉丽斯去乐队练习的路上，告诉她很可爱，因为她会见到乔安娜。我在汽车仪表板上设置了闹钟，它会提醒你的。"

"我想我得把这些记下来。"

"我已经记下来了。就粘贴在你现在拿的电话机上面。"

妈妈在发布命令时从来不会和爸爸商量。妈妈能够精确记住孩子的事情到 5 分钟以内，并且知道孩子的朋友的名字，无论是虚构的还是其他的。父亲哪怕喂养金鱼也会忘记。妈妈总是控制一切，爸爸却是懒得竞争，并且认为遵循妻子的指令办事是幸运。

为什么男性比女性更不是称职的母亲，因为精子制造者的专门能力是在性和暴力上面。

精子来自男人
卵子来自女人

JINGZI LAIZI
NANREN
LUANZI LAIZI
NVREN

男女差异的真实原因

11.
男性的乱交决定你的身高

一夫多妻表示和多个女性的性关系。一妻多夫表示和多个男性的性关系。一夫多妻或者一妻多夫表示普遍的多种性行为。

在哺乳动物中,雄性体魄越是大于雌性,就越是容易出现一夫多妻的现象。

长臂猿大多数是一夫一妻单配制的,雄性和雌性体型相当。

雄性大猩猩妻妾群,控制了多达 6 个雌性,他的体重是雌性的两倍。

南方海象妻妾群,平均控制 50 个雌性,他们的体重是体重仅为700 磅重的娇小雌性的 9 倍。

这种相互关系之如此完美,是因为雄性以强胜弱。

雄性独占的雌性越多,其他雄性至死也独身未婚的就越多,因此,为了子宫而展开的竞争越激烈。因为最强最大的获得繁殖的权力,雄性的体积和力量的基因也越来越得到青睐,最后就是你现在看到的巨大雄性海象。

雌性哺乳动物请记住,雄性的体积越大,妻妾的人数也就越多。

或许,我们的女性读者此刻产生了科学的好奇:如果量化,智人男性的淫荡程度如何?

智人男性平均身高比女性高 8%，体重重 20%。这些如果是发生在其他的物种上，生物学家就会很快给出结论说，这一物种的雄性大多是一夫一妻单配制的，很少是一夫多妻的。

真的？那就不要再大惊小怪了。

在哺乳动物中，五花八门的竞争总是出现在一夫多妻的雄性中间。年轻雄性进行格斗训练，为今后争夺雌性的较量准备武器。

一夫一妻单配制的雄性哺乳动物，例如加利福尼亚老鼠，很少进行格斗。他们非常高雅，不屑这类低级的肮脏事情。唯一进行五花八门格斗竞争的雌性哺乳动物是食肉动物。在所研究的其他所有哺乳动物中间，进行五花八门格斗竞争的年幼动物是淫荡好色的雄性。

我们的年轻小男孩是否进行这种争夺配偶的游戏？

我依然记得我在幼儿园的"小睡时间"：女生假装睡觉，男生嬉戏打闹。从 3 岁起，男生就比女士更多地参与乱七八糟的格斗竞争。到 4 岁时，男孩开始相互敲打、推搡、追逐——他们把这些称作是"好玩的游戏"——这些游戏比女孩多至少 5 倍。

还有，你是否看见过 11 岁的男孩和 11 岁的女孩跳舞？他的面部目光刚好抵达对方胸部位置，可惜，他还很不成熟，不能完全欣赏胸部。

在其他哺乳动物的雄性中，性成熟的表现是在他们为了争夺配偶的竞争程度上。实行一夫多妻的雄性成熟稍微晚些，因为他们需要更多的时间生长用于竞争格斗的羽毛、犄角，或者尖牙，或者肌肉。在他们性成熟之前，大多数物种的雄性和雌性看上去非常相似，最起码的是和妈妈相似。直到青春期开始，雄性才开始追求炫耀的装饰物。你越是为了争夺配偶而竞争，你的性成熟期越晚。

精子来自男人
卵子来自女人

JINGZI LAIZI
NANREN
LUANZI LAIZI
NVREN

男女差异的真实原因

雌性北方海象的性成熟期大约在 3 岁,而雄性北方海象的性成熟期大约在 8 岁。雄性园丁鸟的性成熟期大约在 7 岁,雌性园丁鸟的性成熟期大约为雄性的一半。这就意味着祖传的雄性面临严峻竞争。在人类中,男孩青春期的开始平均比女孩晚了两年。男孩突然的青春期生长刺激遵循着其他非一夫一妻单配制的灵长类动物同样的模式。这也显示了这样一个竞争的进化过程,某些雄性控制更多配偶,有的雄性则一无所获。

没有某些雄性或者雌性的一夫多妻或者一妻多夫,性别差异就难以进化。在实行理想的一夫一妻单配制的物种里,雌雄两性进化出大多数相同的特征。雌雄长臂猿里,那些实行一夫一妻单配制的模范中间,很难区分雌雄。即使鸟类学者也都难以判断天鹅的雌雄,除非抓住它们,使用放大镜在它们的大腿中间查看。

性关系的杂乱导致了生物学家所称的"性别二态性",指雌雄两性外表的差异。杂乱的性关系通常具有最放纵的特征。公鸭子具有各种装饰,雄性大猩猩拥有多个配偶,因为他们头上拥有庞大的顶饰,大犬牙,宽厚的双肩和突出的眉脊。能够足够聪明地活到高寿的雄性还有银背大猩猩。

设想你是一位来自外星的生物学家,研究智人的性装饰物件。男性生长了面部的体毛。女性生长了硕大的乳房。男性生长了超长的阴茎,女性生长了夸张的腰围和臀围。仿佛是我们的某位祖先是在侧面进行性交。男女两性都有性装饰物件这一事实说明,男女两性都为了配偶而竞争。男女两性都具有配偶选择的某些权力。

不过,性装饰物件的差异仅仅给了你一个基础。你还必须检查主要的性装饰物件,就是被生物学家称作物种的"主要健康指标"。

主要的性装饰物件，就是被生物学家称作物种的"主要健康指标"。这就是你的性感特征。它们包括孔雀的尾屏，雌性尖嘴鱼的明亮腹部，这些放纵的特征实际是最诚实的广告，说明动物的身体健康，同时也最能引诱异性。尽管男性和女性的"第二性广告"——乳房、胡须、臀部都是不同的，可是，我们的"主要健康指标"在男女之间几乎是相同的。

智人的"主要健康指标"就是我们的大脑。这是因为，在人类中，大脑在繁殖竞争中的作用远远超过体形的作用。

智人的智力并非属于男性专有，不像孔雀的尾屏属于雄性专有。男女显著的认知相似性表明，男女具有基本相等的能力来相互促进彼此的智力。

尽管我们具有某些认知的差异，女性具有更强的跟踪目标空间轨迹的能力，男性具有更强的辨别目标空间移动之后的形状的能力。这是因为，女性采集果实，男性狩猎。女性必须记忆可以食用的果实的位置，并且留意蹒跚学步的幼儿的动向。男性必须攀越山峰和丛林追踪猎物，然后在地标与返回时相反路径的情况下记住返回的路线。男性的认知是关注性的，女性的认知是多重任务性的。

这些不同的技能说明了引诱的方式。当讨论我们大脑的求偶方式时，女性可以同时戏弄多个男性，而男性则直奔主题。

在你的智人差异的表格中记下所有这些差别：男女体形的差异是 20%，男性的成熟期比女性晚了 20%。身体的性装饰物件差异巨大。行为大体相似，有的方面存在巨大的统计数字差异，特别是在攻击性的程度上。认知能力基本相似，其中一些令人惊讶的差异将在后面几章讨论，并且能够解释我们希望了解的异性的奥秘。

11. 男性的乱交决定你的身高

精子来自男人
卵子来自女人
JINGZI LAIZI
NANREN
LUANZI LAIZI
NVREN
男女差异的真实原因

　　现在将这些数据和其他灵长类数据放在一起。通过淫荡程度比较，与不忠的雄性大猩猩、猩猩和黑猩猩相比，人类男性是在更加适合一夫一妻单配制的环境中进化的。但是，与我们更遥远的远亲长臂猿相比，我们又远远没有它们那样忠实于一夫一妻单配制。

　　或许，我们不能就此下结论，说男性都是诱骗女性的色狼。我们一夫多妻的特征或许是遗传物的残留，就像你的盲肠，你的扁桃腺，你的脚趾，你的犬齿。或许，更新世灵长动物的雄性就是这样欺凌弱小，胡乱折腾一气。智人的男性则是按照稳步的进化步伐萎缩，与之伴随的是他们的肌肉纤维组织更加适应了道德纤维组织。总之，最会高声叫喊家庭价值并且招揽观众的是男人，他们呐喊和炫耀的冲动也许和他们的秘密冲动无关。我们应该按照男人是如何建构文化，而不应该按照生物是如何建构男人的方式来评价现代男人。

　　对于849个文化的民族志学研究表明，16%的文化是实行一夫一妻单配制的，83.5%的文化是一个男人多个妻子，就是一夫多妻制的，不到0.5%的文化是一妻多夫制的，就是一个女人拥有多个男人。在所有一夫多妻制的社会里，男性都自称是道德领袖。

　　但是，在一夫多妻制的社会里，不是所有的男性都有多个妻子。因为没有足够的女性满足这种要求。在一夫多妻制的社会里，60%的婚姻是一夫一妻单配制的。大多数其他的丈夫能够拥有两个妻子，只有那些最富有的男人拥有3个或者更多的妻子。这说明，在现代社会里，5/6的社会是富有的男人独占更多的女性，下层社会的男人到死也是光棍。

　　回顾历史，一夫多妻制非常普遍。在研究的1154个过去和现在的社会中，1000个社会允许男性拥有多个妻子，比例接近90%。

一夫多妻制并非是其他非西方社会独有的现象。犹太人直到中世纪基督徒告诫他们不能这样做才停止下来。可是，基督徒和他们的牧师一样，在整个中世纪都是奉行的一夫多妻制。为什么不呢？在《圣经·旧约》中充斥着一夫多妻的描述，很难用谱系学解开这一谜团。美国的开国元勋们实行的是一夫多妻制，并且拥有奴隶，仿佛就是《圣经·旧约》中描写的君主。直到一个多世纪前，一夫多妻制在美国仍属合法，现在，一些摩门教徒依然奉行一夫多妻主义。当我最初知道这事以后，我马上告诉了身旁的摩门教徒，说我也准备皈依摩门教，只是他对我说了内衣裤的事情我才作罢。现在，我们明白了为什么男性教徒愿意对于他们的信仰作出那么多的牺牲了。

在人类物种的整个进化期间，强势者享有一夫多妻制是常态。我们所有的人都是强势者并且实行一夫多妻制的祖先的后裔，他们因此获得了更多的后代，而这表示，所有的男性继承了怀有野心和乱交的基因，女性则继承了吸引野心和乱交的基因。

11. 男性的乱交决定你的身高

纽约房产大亨唐纳德·特朗普、职业棒球运动员贝比鲁斯、前国务卿亨利·基辛格等人，这些人中没有一个能够成为第一设计品牌卡尔文·克莱斯旗下的模特儿。可是，他们都是人所周知的玩弄女性的高手。而像家政女王玛莎·斯图尔特、英迪拉·甘地和玛格丽特·撒切尔夫人等等拥有权势的女性几乎没有任何——玩弄男性——的传闻，目前尚无恰当的词汇表达这一意思。因为进化，传播精子的类型和保护子宫的类型具有不同的欲望。

尽管长期存在的一夫一妻单配制的进化，我们还是可以得出结论说，大多数实行一夫一妻单配制的智人男性表里不一地进行了欺骗。我们都是王八蛋的祖先。

精子来自男人
卵子来自女人

JINGZI LAIZI
NANREN
LUANZI LAIZI
NVREN

男女差异的真实原因

所以，我们继承了各种需求。

下次，如果你看到裸露的智人群体，那就像生物学家那样观察他们。你会发现，男人的体型适合性交，女人的体型适合养育后代。这种专门化的特征同样可以在大多数物种的身体和行为上表现出来。还是想想自然界中男女两性的巨大差别：

男性对于养育后代投入少，女性对于养育后代投入多。男性具有复制成千后代的潜在能力，女性仅仅具有复制很少后代的潜在能力。男性进行高频率的性活动，女性进行低频率的性活动。男性大多数时间是竞争，女性大多数时间是选择。一个男人能够让越多的女性怀孕，就对他的基因越有好处。一个女人能够选择越好的男性，就对她的基因越有好处。

母性身份远远早于父性身份。父性身份来自远古男性对于女性照看和养育后代的本能的模仿。大多数物种的雄性关心的是性，对于后代不太在意，有的甚至连自己的后代也不认识。要让精子的制造者做一个父亲真的很难。原始人类女性抚养出的男性后代怎么就成了如此这般的父亲？

对于敏感的男性附件，我们真的应该感谢神秘的月经。

12.

为什么女性会卖弄风情，男性则无能

所有一切全怪神秘的排卵作用。那是混乱的源头。

智人的男性和雌性哺乳动物更加相似的地方，是他们通过进化和后代形成了长期的血缘关系。

智人的女性和雄性哺乳动物更加相似的地方，是她们通过进化变得更好色。

是的，更好色。大多数雌性哺乳动物在生命周期中都是贞洁的。突然，当雌性动物在排卵的几天里，她们开始经历了面目全非的大转折。她们进入动情周期，动情周期表示雌性哺乳动物发出了巨大的信号标记："我现在性饥渴。"体现在猿类身上，就是屁股出现了巨大红斑，或者是发出诱发性欲的芳香气味，或者是把隐私处放在雄性的鼻子底下。通过某种高级阶段的推理，雄性可以判断，这一行为表示雌性希望性交。动情周期的性交通常导致怀孕。

人类是唯一没有动情周期的哺乳动物。人类女性的独特之处在于，她们隐藏了排卵期，并且在整个生命周期中都可以接受性行为。智人女性不像大多数哺乳动物那样，在身体准备怀孕的几天里面把自己变成色情慕男狂，她们总是普遍但不是强烈地在一切时候都能够激发性欲。人类男性无法确定，女性是否愿意性交怀孕，因此，没

精子来自男人
卵子来自女人

JINGZI LAIZI
NANREN
LUANZI LAIZI
NVREN

男女差异的真实原因

有任何男性祖先吸引女性动情周期的基因最终能够遗传下来。大多数人类的男性不会受到出现巨大红斑的屁股的吸引,相反,他们受到选择的压力,需要保持时刻关注诱惑,时刻保持性交关系,希望累积赌金,命中目标。没有动情周期的性交通常不会导致怀孕。

大多数人类的性交行为不是为了怀孕,而是为了形成黏合关系。进化生物学家认为,智人女性通过进化形成了性别神秘,让男性受到诱惑和更加容易形成长期的依恋和爱慕情结。男性思考如何让女人上床,女人乐于让男人去进行思考。

这种动态的关系编码进入了我们的身体和我们的大脑,从而产生了传奇的女性卖弄风情和男性的无能。

神秘导致了妄想偏执狂。看看大多数智人文化是如何对待月经周期的。男人陷入了恐惧,制定了严格的规则。女性则掩藏自己的月经周期,仿佛它是羞耻,并且使用神秘的仪式来包装它。

在狒狒这种动物身上没有这样的病理学现象。雌性狒狒将其月经周期公开展示。每天,她让群体的成员知道她在何处,她的感觉如何。她的屁股在排卵期间变得粉红,然后在受精而形成受精卵之后变成猩红色,最后,在可繁殖期结束后一切都消失了。为了照顾群体的盲人成员,每一阶段都会发出各种气味。雄性狒狒无须过多思考就能明白什么时候可以和雌性交配。

那就是雄性狒狒为什么没有受到雌性狒狒神秘的繁殖可能性的诱骗。他们十分清楚她在不同阶段的繁殖生理周期,然后据以安排自己的日程。一旦发现了雌性狒狒的月经前不快症状,雄性马上开始相互展开竞争。那就是为什么狒狒不会承担多少父亲的责任,也没有进化出对于雌性感情的任何敏感。他们不需要这样做。他们需要知道的无非就是发出芬芳诱人气息的捕获物就在眼前。

没有变得粉红的屁股，智人男性如何知道发生了什么呢？目前，智人男性尚未进化出能够阅读情绪变化过程中的繁殖能力的技能，尽管智人女性进化出能够和群体其他女性的周期同步的能力，并且使用激素的周期变化来迷惑男性，但是，对于男性来说，这些依然过分微妙。能够责怪我们吗？数百万年以前，大家都是粉红的屁股。

男性的困惑还未结束。我们很快就会发现，雌性猿如何诱骗雄性猿，让他们以为是他们在做主。她们对此非常在行，事实上，她们就连研究她们的智人也一道欺骗了。

不过，我们得首先看看，为什么你是这样的反常家伙。

058~059

12. 为什么女性会卖弄风情，男性则无能

精子来自男人
卵子来自女人

JINGZI LAIZI
NANREN
LUANZI LAIZI
NVREN

男女差异的真实原因

13.
你为何如此好色

首先看看我们的祖先设计的逃跑过程。原始人类的女性能够终年不断的接受性交的特征受到偏好,反过来,她又选择能够具有终年不断地给予性交的男性,这又给了秘密排卵周期的女性更多压力,以便能够更加性感,反过来,它又导致了我们在性的选择上失控的反馈循环,引发了属于猿人物种的人类中间反常家伙的大多数的问题和喜悦。

因为原始人类的性更多的是为了形成黏合关系而非繁殖后代,性特征就比性本身更加得到重视。在大多数猿类中,调情和性交的前戏没有差别。有的猿类通过调情达到通奸。根据我不完全的统计,999‰的人类调情最后没有导致性交。

研究非洲黑猩猩的科学家如果研究人类行为,他会这样说:"所有这些都是无用功,有什么意思?"

仔细检查我们的身体就会发现,一个身体庞大的裸体猿类身上存在过量的性敏感区域:摇摆的耳垂、往外翻的嘴唇、过分高耸的乳房、巨大的阳物、光滑细腻的肌肤。

研究非洲黑猩猩的科学家一定会发出一声"啊"!

生长有皮毛的皮肤喜欢被人搔抓,没有生长皮毛的皮肤喜欢被人爱抚。猿类身上的裸体皮肤一般是在生殖器上。对于人类的反常家伙而言则不是这样。在我们接受父母抚养的阶段，我们的皮肤是光滑和细腻无毛的。我们全身都有能够感受外来刺激的性敏感神经区域，例如大腿内侧、膝盖后面、脚趾、乳头和颈窝，它们都是位于远离生殖器的位置。智人天生就是一个巨大的生殖器，真的。当你看到裸体女性，实际上你看到的是巨大的阴蒂。男人就是一个阴茎，不过却是好东西。

研究非洲黑猩猩的科学家还会说："所有这些都是多余的性肌肉神经组织，有什么意思？"当雄性黑猩猩想要性交，他就暴露出自己身体唯一无毛的部位。他用手指轻轻拨弄，发出渴望性交的表情。如果他的情妇同样暴露自己身体唯一无毛的部分，他们就一拍即合，直奔主题，连接吻也省掉了。

当智人的男性想要性交，他要做的事情复杂得多。骄傲地在 10 英尺的距离展示他的勃起并不能使得智人的女性产生反应。直接接触她的隐秘部位同样不能产生效果。智人的男性必须从尽可能远离她的阴部开始行动。幸运的是，条条大道通阴部，因为，智人女性的肌肤是她阴蒂的延伸。从她的颈窝通往阴道的道路可能要花费数周时间（在我的大学需要数月）。在我们寄存微量的遗传物质的漫长过程中，大量宝贵的热量燃烧殆尽。

研究非洲黑猩猩的科学家还会说："所有这些假惺惺的求爱过程有什么意思？"

我们大多数日常行为都是多余的。我们具有打扮身体、绘画、唱歌和建造城堡的强烈欲望，这些都不能够直接帮助抚养后代，帮助采摘果实，或者帮助狩猎。我们的求爱过程当然不会储存能量。没有

精子来自男人
卵子来自女人

JINGZI LAIZI
NANREN
LUANZI LAIZI
NVREN

男女差异的真实原因

任何动物像智人那样,以如此复杂的方式和拜物主义精神开始我们的举止、谈吐、笑容和调情。紧随其后的只有产于非洲刚果河以南的倭黑猩猩,它们也有各种复杂的方式,但是频率超过我们,它们也是在遗传上最接近人类的动物。

可是,倭黑猩猩也不浪漫,什么时候你看见过雄性倭黑猩猩在雌性倭黑猩猩的树下弹奏吉他? 其他的猿类动物没有进化出艺术,他们不会将性欲冲动理想化。他们也不会谦让。他们不会让所有的繁文琐节和前戏妨碍性交。他们直截了当,做了就是。

狒狒的交配只要 8 秒钟。大猩猩和黑猩猩的交配只要 15 秒钟,如果算上所有的前戏、性交、高潮,人类的性交时间平均比大多数猴子和猿类动物多出 100 倍。而且,作出这项人类研究的科学家尚未把求爱过程和性交过后的爱抚包括在内(自我提醒:注意了解某些科学家的独身生活)。

如果你是变态家伙,那不是你的错。因为你的大脑是变态的。在我们大脑的初级感觉和运动皮质中,大量空间关注的是嘴唇、舌头、生殖器和手。而这些存在于一个已经满是为了空间而竞争的大脑之中。这些对于触摸极度敏感的大型区域的存在,是因为前戏变得比哲学更加重要。唯一比好奇更加强烈的欲望,是我们渴望抚摸和被他人抚摸。我当然喜欢科学,但是,我对性交的喜好超过对科学的着迷。

智人至少 3/4 的育龄女性的性行为不会导致卵细胞受精,另外 1/4 的育龄女性的性行为导致卵细胞受精的机会比发情周期性交的女性稍高。人类这一物种的女性在怀孕期、绝经期和老年期依然能够性交,这是她们所特有的。

"所有这些多余的性交！所有这些多余的性欲敏感区域！所有这些多余的行为！所有大脑这些专注前戏的基础结构！它们究竟有什么用？"

为了维系家庭，我们超大的阳具和乳房以无数奇怪的方式得到了进化，以便确保男性关照后代。狒狒性交的基本功能就是制造后代，而人类性交的基本功能则是抚养后代。人类的一夫一妻单配制对于后代的成长非常重要，对于发展男女两性合一的基因，它们的进化超越了为今后的饥荒保存能量的基因。人类性交的意义就在于做爱。

为什么进化出所有这些细微的性别特征，而非仅仅进化出成为称职父母的欲望？这是因为精子传播者和卵子保护者的繁殖兴趣之间持续不断的冲突。在人类中，冲突和性等同。

今天，我们抱怨说，公众对于性的过分着迷威胁到后代。可是，正是后代才是公众对于性的过分着迷的原因。对于成人的性欲倒错，我认为责任在后代。

当宗教原教旨主义者谴责性行为是"违反自然的"，他们确实错了。人类的性欲反常，是因为其目的不是为了繁殖。人类的性欲反常的目的是为了维系婚姻。维系家庭最好的方式是庆祝各种创造性的性行为。

难道生活中就没有比性更重要的了？我每天在性高潮上花费极少的时间，为什么我还要为此花费这样多的精力？难道没有其他事情可做？为什么每个人对性都如此着迷？

你有无数的祖先，你能否想得出每一个先人的真实情况？你不能说他们所有的都是存活下来的适者，因为他们很多人年纪轻轻就

13. 你为何如此好色

精子来自男人
卵子来自女人

JINGZI LAIZI
NANREN
LUANZI LAIZI
NVREN

男女差异的真实原因

去世了。你也不能说他们所有的都经历了爱情，或者具有思想，或者具有细胞壁，或者具有核子。你更不能说他们都意识到了他们曾经存在过。

对于你无数的每一位祖先，你唯一可以说的是他们得到再生。那些没有后代的人，当然就不是祖先了。在繁殖后代的竞争中，只有最佳的繁殖者获胜，每一代人都不例外。想想吧。我们身体和大脑最强大的力量来自我们的无数祖先聚集的欲望，通过提炼、浓缩，从而形成比我们所设想的更加强大的欲望。因为我们的细胞在无数精细层面受到这样的好色力量的激发，我们可以认为，所有人类的需求是来自繁殖后代的欲望的间接需求——我们对于爱情的追求，我们的抱负，我们的归属感觉，我们制造美丽事物的动机，我们与人交谈的愿望，我们无所不在的好奇，我们对于死亡的恐惧，我们对于出类拔萃的渴望，我们可以为了自己的群体献身的意愿，我们对于上帝的思念，等等。我们所有的特征进化发展到了这一程度，它们服务于我们自己基因的繁殖，和我们所爱但也讨厌的亲属的基因的繁殖。

因此，如果人人都好色，那么，你怎么还没有约会？不要害怕，生物学的宠儿将会解释一切。

14.
达尔文学说:性感者生存

女士们,你们愿意选择哪一种事情来做,从洛杉矶跑步到丹佛,或者来一次怀孕?两者都消耗大约 80000 大卡热量。当女性冒险性交,她就是在冒险从洛杉矶跑步到丹佛,到达那里之后,她的麻烦才刚刚开始。

男士们,你们愿意选择哪一种事情来做,坐在座位上观看整场橄榄球赛,或者是和女士做爱?从热量的角度考虑,两者难分高低。如果你愿意满足女士的需求,还得增加前戏时间。两者的相同在于两者都是完了就完了。

你看看这样做是不是好主意:让女士从洛杉矶跑步到丹佛,然后,跳到男人的背上,让他背在背上,在这样的人群中间环游星球,这些人被剥夺了乳房功能,四处游荡寻找食物:特别是在母乳抚养期间,时间大约是 2 到 4 年。在接下来的 15 年里,男女两人必须并肩围绕地球跑步几圈。另外,不得休息。一旦你停下休息,孩子就会挨饿。你们男人肯定不愿这事发生,因为你们非常肯定孩子是你们的。这是好主意吧?男人和女人愿意这样交易吗?

为什么她不愿意和你上床?为什么他不愿意作出承诺?

女士们肯定不情愿从洛杉矶跑步到丹佛。男士们肯定不情愿背

精子来自男人
卵子来自女人

JINGZI LAIZI
NANREN
LUANZI LAIZI
NVREN

男女差异的真实原因

着怀孕的女士周游全球。

炙手可热的女人。她们从青春期到结婚,从来没有感到过孤独。大量的接连不断的男朋友。试图和炙手可热的女人约会就像在旧金山寻找停车位置一样困难。根本不存在任何未被占据的空间。你四下寻觅,直到眼前突然出现一个空缺。在我居住的城市,不是你选择停车位置,而是停车位置选择你。另外,你每一分钟都得付费。

还是看看市场吧,满满一汤勺的一亿个精子只值 50 美元。需要 20 个精子才能挣到一分钱。一个卵子在公开市场可以卖到 5 万美元,而且还不包括租用子宫的费用,这会使得价格猛涨。

在资本主义社会,市场决定一切。市场说了:"女性不要担心精子的供求。她们担心的是找到可靠的人背她们。"男性才对世界上卵子的短缺感到担忧。

哪怕你的子宫是十足的金子打造,可能依然没有你真正拥有的子宫值钱。难怪在谈到浪漫关系的时候,女性会大抬其价。对于终生稳固的性关系,男性必须承诺终生爱情和劳作。在更新世的热带或亚热带大草原,没有任何其他的手段将无助的后代培养成为愤世嫉俗的年轻人。

对于女性而言,选择合格的男性仿佛是在玩"沃尔多在哪里"的游戏。任何生长了子宫的人类最好是聪明的购物者。任何制造无用的精子的人类最好找到独特的方法来将自己和群体区别开来,而最好的方法是展示建造巢穴的潜力。

当我从大学英语系毕业,我父母总是喋喋不休,要我找份工作挣钱。但是,我的抱负远非那样。难道男人的价值是依靠金钱决定的?难道我性格中无穷的潜能就是这样被压缩到经济判断标准? 不! 我要成为诗人!

眼下,我的诗歌没有给我带来任何约会,我也曾经经历了一些非常隐私和甜蜜的时刻,有的女人还承认欣赏我的隐喻(或者她们使用的是明喻?我永远弄不清它们的差异)。诗歌获得了口头的认可。可是,在诗歌和支票之间,女人用阴道进行了投票。

男人西装的领带并非是因为它是巨大的箭头,直指他的胯部,它也是成功的象征。支票代表了巢穴,诗歌代表了允诺。

永远不要忘记女性的选择塑造了精子制造者的进化力量。记住孔雀开屏的原则。如果女性具有配偶选择的某种力量,在几代人的时间里,女性的品位喜好就会出现在男性的身体和行为之中。

卢旺达和布隆迪的瓦图西部落的行为和美国小姐选举庆典颇为相似,不同之处是男人在竞选,女人做评委。在一种眼见为实的奇妙求偶仪式上,合格的单身男子在单身女性面前跳跃起舞,然后等待她们的选择。瓦图西女性倾向高大的身躯、透彻的双眼、高耸的鼻子、健康的牙齿,最重要的是跳得最高的人。作为女性品味的结果,这一部落的男人进化发育了白色的双眸、巨大的白牙、高耸的鼻子、瘦削而高挑的身材。有的身高达到 8 英尺。他们看上去都像是马努特·波尔,这位身高 7 英尺 7 英寸的 NBA 篮球运动员,他从这一地区的丁卡人部落脱颖而出。这些家伙还能旁若无人地跳得很高。如果瓦图西人参加奥运会,那么我们就会遇到大麻烦了。

瓦图西人生活在非洲中东部。在非洲中西部,单身的俾格米人并不关心身高。追溯到几代人以前,男女决定,健康最完美的标准是漂亮的臀部。这样就出现了生物学家称作的"臀部肥突"现象,俗称大屁股。如果你苦恼身材矮小,屁股肥大,那就去俾格米人村子看

精子来自男人
卵子来自女人

JINGZI LAIZI
NANREN
LUANZI LAIZI
NVREN

男女差异的真实原因

看，你一定会引起轰动。

卢旺达的瓦图西人平均身高是 6 英尺 5 英寸，刚果的俾格米人平均身高是 4 英尺 4 英寸。世界上最高和最矮的人居住之地相距不过几百公里。这一切全是因为女性的偏好造成男人的体征。我们的性刺激塑造了我们的身体和大脑。

任何雄性孔雀都有制造尾部羽毛开屏的基因，但是，只有那些拥有获得大量营养的权力的孔雀才真正能够做到。孔雀开屏就像是美国的大剧院，瓦图西人的庞大身躯，俾格米人的大屁股。它是对于显而易见的能量消耗的炫耀，意思是："看看我在孔雀中多有权力！我们开始来吧！"

这些给予了女性仿佛女神般的魔力，让男性如此塑造成型。我们是首先知道我们具有这种能力的物种，在更新世的原始人类中，女性的选择成为人类的救赎。

15.
为何善意变成了性感

第一个说话的类人猿肯定是优秀的掮客。我们作为狩猎和采集果实的猿类动物，在跟诸如老虎、狮子的生存竞争中获胜，主要依靠的是长期反复偿还的各种债务。在抚养后代成人的过程中间，每人都能做得最好的事，就是确保社区的联系纽带。负有责任的公民身份成为"生殖健康的显著标记"。这是生物学家的专业术语，意思是表示使得你变得性感和拥有迷人屁股之类的特征。它也表示配偶能够选择这些特征。例如，原始人类的男性具有愿意照顾部落老小的真实意愿，这使得他们显得非常与众不同。然后，是非常挑剔的女性。

女性可以因为受到任何喜好的特征的吸引而随意进化任何基因，这些特征包括长长的尾部羽毛、不对称的双腿、巨大的阳具、智力障碍、建造巢穴，但是只有那些有助于后代生存的特征才有价值。与那些受到无助于后代生存的特征吸引的女性相比，那些碰巧受到恰当的特征吸引的女性能够遗传更多的基因。与受到智慧吸引的原始人类的基因相比，受到愚蠢之事吸引的原始人类的基因显然弱点明显，但是，受到愚蠢之事吸引的雌性黑寡妇基因在繁殖上绝对有价值，因为，蜘蛛基因的复制主要依赖于愚笨的父亲在性交过程中被吞噬。

精子来自男人
卵子来自女人

JINGZI LAIZI
NANREN
LUANZI LAIZI
NVREN

男女差异的真实原因

女士们，不要因为你上次约会遇见了迟钝的男人而自抬身价。我肯定，在争取聪明雄性蜘蛛约会的过程中，雌性黑寡妇一定是使用了所有八条腿奋力拼搏。她是雌性，我们大家知道她真正想要的是什么：与性感的、愚笨的和可口的雄性蜘蛛确定关系，如果杀死他，她将无法供养后代，因此，她就这样做了。

有的雌性和雄性鲨鱼在选择配偶时，是根据利他主义和使用隐喻的天赋，而它们选择的基因将有可能妨碍后代的存活几率，因为鲨鱼的生存并非主要是依据利他主义和使用隐喻的天赋。由于原始人类的繁殖优点主要在于合作和聪明，与那些根据背鳍或者在性交过程中大脑的可口程度选择配偶的雌性和雄性相比，根据利他主义和使用隐喻的天赋选择配偶的雌性和雄性的后代存活率更高。

当我们的祖先的"基本健康指标"，也就是生物魔力，不是成为了他们的肌肉、速度、眉睫，或者暴行，而是成为了大脑，他们就赢得了一笔大赌注。其他的物种是根据尾羽的颜色、气温、鲜美味道和舞蹈展示的标准来选择配偶的。我们的配对成功就是我们必须说出的东西。因为我们的繁殖过程需要合作，我们基本健康指标成为我们对行为能负什么责任的标志。

任何在进化过程中衰退的身体器官，它们的衰退是因为它无法继续使你得到性。任何在进化过程发育的身体器官，它们的发育是因为它使你得到更多的性。

在进化过程中，如果身体器官缓慢变化，或者保持不变，它们所做的一切，就是维系你的生存。

就在从早期猿人的能人转变成为直立人之后，可以看到男性的巨大犬齿开始变小，男性和雌性的身体比例越来越小。这就表明，男性减缓了相互的肉体搏斗。同时，还可以看到男性和女性的大脑开始变得越来越大。这就表明，男性和雌性的脑力竞争越来越多：包括魅力、闲话、诗歌、声音。伴随友谊和父亲的技能开始转向抚养更多存活的后代，而不是转向搏斗和性交的技能，女性的选择越来越重要。你所得到的配偶不是因为你在搏斗中打败对手，而是你有多么聪明，你有多少朋友，以及你将成为什么样的父母。我们要使人上床的最好方式就是胡说八道。

当然，等一等，原始人类的女性或许会一看见男性的犬齿便陶醉晕厥。但是，社会技能比犬齿能够抚养更多的后代存活。和受到犬齿的毒汁陶醉的女性相比，受到碰撞出了智慧火花的谈话吸引的女性能够遗传更多的基因。很快，犬齿成为一种负担，因为除了消耗身体的钙质，它们毫无用处。当然，犬齿可以帮助你撕咬受过教育的竞争对手，可是，如果犬齿不能帮助你搞到女人，留着它们还有什么用处？或许，代表凶残的犬齿和代表智慧的言辞直接竞争，使用撕咬而非大脑解决争端的原始人类被认为是未开化的、粗鲁的，乃至原始的。或许，欺凌弱小被排除在单身男人厮杀的游乐之外了。聪明和友好成为真正打动心灵的武器。

位于安阿伯市的美国密执安州立大学的芭芭拉·斯穆茨的研究表明，过分具有侵略性的雄性狒狒遭到雌性狒狒的排斥，雌性狒狒青睐的是更具有社会善意的雄性。或许，经过上百万年雄性狒狒为了获得雌性狒狒的选择进行了竞争之后，雄性狒狒将会敞开大门，迎接亲爱的芭贝特。

男人和女人具有截然不同的乳房、臀部、毛发、肩膀和腰部，这是因为原始人类的男女受到各自不同身体特征的吸引所致。

15. 为何善意变成了性感

精子来自男人
卵子来自女人

JINGZI LAIZI
NANREN
LUANZI LAIZI
NVREN

男女差异的真实原因

但是，男女两性相似的认知能力意味着，一旦智力超越了体力作为"基本健康指标"，原始人类的男女就发现，情感和智力同样具有吸引不同性别的作用。这就开始了一个难以控制的过程。除非你自己具有智慧，否则你无法评判智慧。随着原始人类越来越善于判断欺骗，代表伪装善意的基因难以和代表真正善意的基因媲美。原始人类的两性结合开始了大脑和心灵扩展的过程。

让这种抚养后代的锦标赛经历十万代人，最终的结果是出现了我们这样的物种：友好，创造性，善于谈吐，乐于以智取胜对手，对于我们的动机具有操纵性和无意识性，并且真诚地行善。男女相互培养这些特征。是性拯救了我们，使得我们成为今天的伟大物种。

在对 37 种文化中的 1 万人进行了问卷调查，要求对于心目的配偶的 13 种特征排序。许多性别差异在不同文化中间是相同的，从而证实了进化理论预测的东西。但是，存在一种两性都认可的方式。在所有文化中，男女两性都将"和善"排列在 13 种特征的前三位。在 37 种文化的 32 种中，男女两性对于"和善"的排位完全一致。

所有我们人类的最具人性和仁慈的特征是针对异性的。你对于异性的一切厌恶来自你自己性别的选择。看看异性中你最接近的成员，你的性别塑造了对方，包括身体和心灵。对于你的天赋，你应该感谢对方，感谢他们给予你的性爱。当莎士比亚笔下的哈姆雷特吟唱出对于人类的哲学思考——他的理性多么高贵！才能多么无限，……行为像天使，悟性像天神——他根本没有想到，人类来自 4 英尺高的猿，对于他们的思想作出的最好选择还是看看他们的父母和配偶。你得肯定，你的长期性伴侣是聪明并且富于同情心的智人。这是你对人类的责任。

16.

我们为何抱怨不休

我知道你的精神治疗医师最荒诞的幻想。他不止一次在心里骂道："臭婊子,臭婊子,臭婊子。你就是想当臭婊子？"

不准再提到你的妈妈。她对你已经毫无办法。如果你是智人,她对此无能为力。

每个人都是被动消极的,因为人类是问题的解决者。我们的大脑倾向于关注无法起作用的东西,并且为此着迷。

总之,有许多的东西直接进入了我们的文明。目前,我尚未经历过饥荒,也没有经历过入侵者掠夺我财产,强奸我的女儿。自来水是另外的事情。我现在写作使用的是电脑,然后将其印刷出版,最后,你们将在未来阅读我的作品。我的闹钟将我从具有人类环境改造功能的枕头唤醒,并且给出天气预报。我醒来双眼漆黑一团,可是,我的视力神奇地被粘贴在我眼球的廉价塑料玩意儿恢复。成百的人力和成千的工时投入到我享用的早餐的各种构成成分,其中大多数来自世界各地:胡椒、盐、三文鱼,鸡蛋、甘蓝花菜、杀虫剂、铁、烟酸、核黄素和其他进入我的面包的东西。在制造编织我柔和的床单和衣物的微纤维的机器过程中,所有投入的智力毫无障碍地工作。牛痘疫苗保护我们免遭疾病威胁,肥皂使我们的肌肤远离细菌,神秘的机器

精子来自男人
卵子来自女人

JINGZI LAIZI
NANREN
LUANZI LAIZI
NVREN

男女差异的真实原因

代替我们洗碗。可是，为什么我还是不快乐？

因为我该死的烤面包机又把事情弄砸了，一面烤焦了，一面差得很远。每天早晨我都得面对同样的情感创伤：是否我应该把面包的一面多烤一会儿，一面少烤一会儿？或者，我是否应该设定烤面包机的温度为"温柔"，并且按动按钮两次，当健全的环境评估规定，整个烤面包机行业应该因为我的抵制而受到惩罚，我不知道为什么我还是应该出去买一个崭新的烤面包机。

人类的大脑天生不是为了鉴赏。它们是用来挑剔地详审问题，提出建议，不断抱怨，直到做完一切。如果我们加入解决问题的行列，我们的腺体会奖励我们汹涌的化学满足。然后，我们调校我们的自尊感。我们可以从人们的举止风度看出他的成功。然后，我们马上转向下面一个问题，将过去的成功看做理所当然，变得懒散起来。人类的天性不是为了满足，而是为了前进。你的成功不是因为你的存在，而是因为你的奋斗。

我提到这点的唯一原因，是为了咒骂它。你们不会看见我在任何时候称赞厕所。我不在乎厕所在多大程度将我们的文明从中世纪的疾病和肮脏的屁股中解救出来。我是说它们为什么不能自我净化。

我把墨菲法原则定义为人类关注某些不对的事物的倾向。并且，我是这样定义夸克法则的：文明的一切都是永恒地和同时是正确的。只是无人注意罢了。

看看这一段话，我必须将它们写下来。必须有人进行语法和拼写校对，必须有人进行一次一个字母的打字，形成打字稿。版面设计，印刷，装订，寻找读者并且最终送到他们手中等等，这些都不能出错。这些大量繁琐的细节一团乱麻，数量惊人。可是，所有这些在超人的波涛般的合作能力的努力下顺利完成，只要事关金钱（能够再生的流通货币），人类就会本能地爆发这样的能力。这一段话的创造、打印和销售是一巨大的成果，是我们共同的努力。

你知道我为什么厌烦。我厌烦的是字体。我想使用的是 Antique Gothic 字体，能够多写几页。我认为，我选择的主题很有分量，值得给予庄严和铺张的形式。可是，他们让我使用 Garamond 字体，页面只好减少几页。这是经济方面的考虑。可是这样一来就显得窝囊。我就是不理解为什么大人物卡尔·莎甘先生可以使用 Antique Gothic，而我只能使用 Garamond 字体。我正在寻找谁人应该对此负责，并且准备大骂一顿。在我看来，这本书乱成一团，就是因为 Garamond 字体。

卷入这些过程的成百的，不，成千的人，他们高兴吗？不！我们感到压力重重，我们对于他人看不顺眼，时刻留意每一处可能出现的差错，它们非常可能让我们在最后一分钟突然忙得昏天黑地。

教师必须教我们如何阅读。工厂必须提供纸张。胶水来自马匹。运输靠的是飞船和汽车。必须列出目录，读者还得付费。税收当然不可避免。这些都要进行预算，免得我们最后入不敷出。

是否有人坐了下来，欣赏这些东西？没有！关注那些没有出错的东西太麻烦了。这些东西太多了。因此，集中关注出错的东西，这样更有效率。如果不是这样，那么，我们就不是今天我们这样混蛋的物种。

今天你是否又在抱怨不休？你是自找烦恼。

其他的动物不会对世界抱怨不停，然后开始寻找需要修复的劣质工作。而当现代人进化出了可以缜密地使用工具的独立拇指，他

精子来自男人
卵子来自女人

JINGZI LAIZI
NANREN
LUANZI LAIZI
NVREN

男女差异的真实原因

们就爆发了激烈竞争，认为世界遍地是需要修复的技术问题。抱怨是工具使用者寻找问题的方式。持续的不满真的可以帮助人们发现问题。很多的动物遭受寒冷、黑暗和饥饿的折磨。只有解决问题的工具使用者能够找到火，使用轮子和开展农业生产，同时抱怨餐馆的通风系统。

位于人类基因组深处的，是抱怨基因。这种基因经过使用工具并且合作解决问题的哭泣者上千年来的选择。不会抱怨的人就不能解决事关后代的问题，这是最重要的问题。

蜥蜴不会抱怨，斑马也不会抱怨。鱼类是坚忍克己的。可是，事关人类后代的出生，首要的事情是什么？是抱怨。大声抱怨。一旦子宫消失，我们就会注意到有的东西出错了，于是，我们大声呼喊大家注意：

"我们遇到麻烦了。我看到了嘴唇，可是没有看到乳房。我闻到了煤气，谁能帮帮我。温度影响了我的敏感性。为什么我们不能把所有一切保持在舒适的水平？如果有人能够在麻烦出来以前预先估计到我的需求，我们就不会遇到这些麻烦了。或许，我需要一些刺激在我的眼前摇晃，或许我需要坐车兜风。我不知道。我一直猜想，直到找到答案。不要喂养我了，我想睡一会儿。摇摇我的睡床不会对你多大损失。来吧，人们！我环顾四周，看到的都是无能！无能！我的周围全是白痴！"

这些是人类最初的想法。双眼很难聚焦的人类婴儿却具有传递不快和愤慨的惊人能力。在我看来，蹒跚学步的小孩的傲慢和目中无人，是和他的经历不相符的。我那4岁的侄儿经常发出庄严的命令，我根本就不明白，它们是来自袋熊或者是来自海鞘纲的海产坐生动物海鞘。

　　新生的牛犊子,新生的海马,新生的海龟,当它们来到世界的时候,并不抱有很多期望。新生的人类则一到世界就是期望获得整个世界。从那时开始,就是一个巨大的失落。我遇到的每个人都是抱怨专家。抱怨表示义务和责任。没有任何事物像共同的烦恼那样将人类联系起来。

　　是否见过这样的遗传变异种类,他们总是对于一切发出喋喋不休的抱怨?难道你不是想给他一巴掌?你知道为什么你想给他一巴掌?就是给他们可以抱怨的基础。然后,你就有了义务和这些发生联系。

　　不要认为我不知道我提到的所有美好事物,文明不会让你揍我一顿。那就是为什么我写作这本书的原因,而不是给我的朋友说说而已。我不希望他们注意到我乐观主义的麻烦。"喂,你这家伙给我闭嘴,少来这些欣赏的情调!"他们会大声嚷嚷,"难道你从来不读书看报?"

　　报刊有什么问题?他们不应该称作新闻。他们应该称作坏新闻。各种好的东西在昨天发生:婴儿出生了,友谊形成了,金钱挣到了,性交完成了。谁还愿意阅读报刊上的狗屁。新闻媒体是庞大的机器,每时每刻都在全球搜寻各种坏新闻,然后将其带到我们的客厅,满足我们迷恋各种问题的难以抑制的欲望。

　　诗人表达了深刻的永恒渴望。大多数的诗歌满足了最深刻的大多数永恒渴望:渴望抱怨。幸亏济慈生活在发明了百忧解之前。我无法获得他那样足够多的精神忧郁症。如果他不是向往和渴望,他不会如此深刻地和我交谈。他的话听起来会像是儿童文学作家苏斯

精子来自男人
卵子来自女人

JINGZI LAIZI
NANREN
LUANZI LAIZI
NVREN

男女差异的真实原因

博士。幸福的艺术是浅薄的，忧愁的艺术是深刻的。压抑阴沉的电影、悲剧风格的小说、真实荒涎的绘画、悲哀忧愁的歌曲：它们意义深远。振奋人心的电影、乐观风格的小说、浪漫情调的绘画、幸福的爱情歌曲：它们意义平庸。对于我们艺术中的性受虐狂，我们应该感谢的是抱怨基因。

没有抱怨基因，我们永远不能控制地球，并且将会为了征服其他所有物种毁灭地球。我们可能仅仅只有数千人存在，没人会发明字母表。解决问题的原始人类只是坐下来欣赏这一切事物，但是不会将所有的智力放在迷恋新的问题上面，因此，与全心关注问题和解决问题的物种相比，原始人类也就难以遗传那样多的基因了。

当智人尚在作为穴居人蹒跚学步时，我们携带了自己创造的大量先进技术，因为我们具有将任何事物看做是需要解决的问题的本能。我们看了看肌肉强健、头脑巨大的穴居人时，立刻看到了另外一个问题。我们迅速解决了它。

那就是为什么吹毛求疵经常发牢骚的基因得到了选择。解决问题一度变得对于原始人类繁殖能力至关紧要，不可避免的情况是，原始人类中最喜好抱怨的人数会超过其他的人，包括肌肉强健、头脑巨大的人。我将以讨论一个令人振奋的真相来结束本书，那就是，从遗传上讲，所有的人类来自一个大家庭。但是这一真相的背后，是我们消灭了所有其他的家庭。

事实上，在任何物种中，解决问题能力的增加赋予了生殖的优势，善于识别问题的基因将会得到选择。要构造自然界一种最能够发现问题的生物，需要让他们对于正确的东西漠不关心。实际上，只要使该物种记住正确的东西，他知道下次怎么做就够了。这种习惯称作"习以为常"。

看看你自己。你奢华的生活方式已经尽可能远离了你的更新世祖先可能想象的程度。现代文明满足了更新世原始人类的一切梦想，然后，创造了新的梦想并且实现了这些梦想。可是，你还是保留了你的更新世时期抱怨的习惯。

从前的文明梦想的是无穷牛奶和蜂蜜的国土，河流流动的是美酒，美食自动飘进我们的嘴里。今天的我们能够得到所梦想的牛奶和蜂蜜。我的啤酒桶满是啤酒，直到我酩酊大醉，比萨饼一直送到我的门前。

不久以前，人们在上千公里的丝绸之路上厮杀、死亡和旅行，只是为了盐和调料等美食。他们在梦想的天堂中受苦和死亡，在天堂，这些异国情调的奢侈唾手可得。

在天堂，人们可以不费吹灰之力。古代的劳工羡慕的是王室那些细腻的双手和柔软的肚腹。古代的国王从世界各地的领地运来供他们取乐的艺人。

我们很少的人在劳动时累得汗流浃背。你还记得上次手上是什么时候长的硬茧？我们每天 24 小时不停选择 500 个免费的电视娱乐频道，却又大肆抱怨没有什么值得一看。

我们生活在古老的天堂，美国就是牛奶和蜂蜜的国土。你应该认为，天堂应该使我们满足了。

狗屁，才不呢。现代日常生活中，最大的问题是缺乏问题。想想看吧，美国中产阶层最大的抱怨是什么？跟中世纪国王的抱怨相同。我们感到无聊，所以，我们花费大量时间寻找娱乐，其中包含了虚假的冲突和矛盾。我们询问："这里难道就不能出现一点戏剧性？"我

16. 我们为何抱怨不休

精子来自男人
卵子来自女人

**JINGZI LAIZI
NANREN
LUANZI LAIZI
NVREN**

男女差异的真实原因

们忘记了戏剧性和问题是同义词，是压力的来源，是抱怨基因的刺激物。

农夫不会感到无聊，孟加拉国挨饿的人们不会感到无聊，你的更新世的祖母不会感到无聊。厌倦无聊的感觉源于缺乏挑战。只有寻找问题的物种才会感到无聊。你那位卑劣的老板，堵塞的交通，服用毒品的青少年，你被盗的汽车，这些都不是真正的问题。长了犬齿的老虎，营养失调的婴儿，黑死病，想要杀死你的雇佣军，这些才是真正的问题，它们塑造了你的大脑。对这些着迷确实是一个好主意。

现在，看看我们自己。大脑是构造来抱怨的，在超级市场的环境中抱怨，在虚拟空间性关系的环境中抱怨，在中央空调的环境中抱怨。对于更新世灵长动物，它们会认为这是多么舒适的生活啊。可是，我们仍然带着更新世的眼镜看待现在的世界。我们看到的一切都是需要解决的问题。

地心引力是一个问题，所以我们发明了飞行。死亡率让我烦恼，我不想停止享用熏肉汉堡包！有人就发明了三重导管手术！

在大洋底部究竟蕴藏了什么？我就是关心这个！搞一个发明出来！头上的星星就待在那儿，我不知道它们究竟在干什么，这使我感到很受伤。这一问题什么时候可以得到解决？搞一个团队，我希望收到精确到分钟的报告。

想想吧，我对自己的基因不满意。进化的阐述需要重新编辑。从基因组项目开始！实际上，我是对任何的基因都不满意。西红柿当然能够经受品种改良，赶快开始，孟山首公司！

为什么在刷牙的时候我要摇晃手腕？我是谁，是奴隶？赶快给我的牙刷安装一个电动马达！

抱怨,抱怨,还是抱怨。我们的祖先不得不组织大型的团队群起猎杀吃人的狮子,群起捕猎大型草食动物和昆虫,群起从巢穴拖拽出公猪,把它煮熟了吃,这样,就没有任何人和他们争夺抢食了。这是需要整天劳动的杂务。

现在,我们从冰箱里拿出冰冻食品,然后跺脚抱怨,微波炉花了整整 5 分钟才能将它烹调完毕! 不要自欺欺人了,又一个愿望的实现满足了我们这种物种的欲望。

如果我们找不到问题,那就制造一个出来。考古学家发现了证据,除臭剂在 10 万年前就开始使用了。人类的直立人不会认为有必要使用人工气味掩盖他身体的自然气味。他们太繁忙了,跟我们不同。我们使用除臭剂的猿类是他们最大的问题。他们永远未能解决这些问题。我们解决了他们。

解决问题需要消耗大量的食物。聪明的灵长类用在大脑的能量大约是 8%。我们用在大脑的能量是 20%~25%,而我们大脑的重量只有身体重量的 2%。

那就是为什么我们更着迷于思考而不是奔跑或运动。你把狗带到公园,你知道我的意思:狗,开跑。你,着迷问题,包括为什么你不能像狗那样无拘无束的问题。

看看它吧,它在跳跃着,不时朝大腿根和四处嗅嗅,仿佛活着是乐趣。这个白痴。难道它看不见所有的问题吗?

由于遗传的原因,巨大的食物能量耗费在了解决问题上面,最终为我们带来繁殖的结果。巨大的食物能量耗费在了跳跃和四处嗅嗅上面,最终为狗带来的结果,或许是在跟踪和社会技能上面。人类的自然选择牺牲了跳跃,换来了大脑的能力。对于朝大腿根和四处嗅嗅

16. 我们为何抱怨不休

精子来自男人
卵子来自女人

JINGZI LAIZI
NANREN
LUANZI LAIZI
NVREN

男女差异的真实原因

的研究尚需资金,但是,可以肯定的是,我们耗费在强制性跳跃和四处嗅嗅上面的食物能量相当于我的狗耗费在他的大脑上面的食物能量。

所有的顺应能力是在这种能量—繁殖—生存的交易中发挥作用的。蜂雀的一切是为了获得直升飞机那样的非凡盘旋能力,可是,这样的能力耗费巨大,蜂雀只好牺牲体积,只好每分钟都要进食,每天这样,然后,进入冬眠。可是,此刻,它更像是死亡,而非昏迷。

生物的每一特征中都存在消费和收益的交易。基因会盲目选择各种特征,只要任何特征对于繁殖的收益大于耗费,这一特征就会发展。

孔雀开屏的巨大投入包括能量,包括选择植物食物的困境,包括对于掠食者的免费食物广告,这些耗费目前都被吸引雌孔雀的巨大性收益压倒。除非孔雀开屏的繁殖耗费超过了开屏的繁殖收益,否则,尾羽还会继续增大。也就是说,只要孔雀开屏带来的性收益超过死亡威胁,尾羽就会继续增大。

对于任何生物的特征,这一道理都是适用的。在我们祖先的环境中,我们的大脑就被校准得在繁殖的收益上异常聪明。我们还得看看,在今后的 100 万年中,我们的已经超越了我们自己的思维能力是否能够在繁殖上带来收益。基因为什么不会作出选择,让智人变得更加愚蠢,让人类变得更加不会自以为是? 我不肯定稍微少许的智力和稍微多些的奔跑是坏事。或许,我们将会进化成为会奔跑会嗅气味的人类。

那时,继续抱怨吧。记住,寻找问题和解决方法的崇高使命使得人类总是看到事物的消极一面。我们将所有美好的东西归结于我们没有欣赏的能力。因此,我们应该感到庆幸。

17.
我们为何肥胖

不要冥思苦想了。这是灵长类动物的问题。

善于运动的猩猩,在树丛中间活泼跳跃,寻找食物,体重大概是160磅。雄性猩猩喜欢一连数周独处,灵长类动物学家将其描绘成信奉禅宗,是尊严和高贵的体现。

然后看看动物"南瓜"(名字是杜撰的,以便保护动物隐私和尴尬)。"南瓜"生活在美国亚特兰大动物园中,是欢乐的中心。会画出美妙的图画,学会了150个手语词汇,孩子们为它着迷,真的是表演家,像自负的傻小子那样好玩。

一个肥胖的自负傻小子。"南瓜"体重是500磅。野生猩猩大概不会认出肥胖的"南瓜"是何方神圣。它拼命地吃,灵长类动物学家担心,它的脂肪会使得肺部不堪重负。于是,开始让它节食。

于是,"南瓜"不仅肥胖,还开始使坏了。你还记得自己上次的减肥过程吗?现在,设想一下,如果节食是强迫性的,并且,你没有任何虚荣心和得体感。"南瓜"拒绝图画,吞吃它的蜡笔,拒绝给出任何手语,除非是表示食物,同时做出各种鬼脸。"南瓜"不再是动物园中欢乐的中心了。

最终,"南瓜"策划了越狱逃跑。动物园管理人员惊慌失措。一

精子来自男人
卵子来自女人

JINGZI LAIZI
NANREN
LUANZI LAIZI
NVREN

男女差异的真实原因

个饥饿的、心怀不满的和受过良好训练的猩猩跑出来了！"南瓜"可以轻而易举地杀死一个人，可以毫不费力地攀爬上任何建筑。他们不会容许"南瓜"去尝试驾驶汽车。于是，他们搜查了壁橱、附近的森林和房顶。"想象你就是猩猩！"动物园管理人员相互提醒。"如果你是正在节食的肥胖猩猩，想想你会去哪里？"

最后在厨房发现了"南瓜"，它正在使用四肢把55加仑一桶的猴子食品往脸上倾倒。

"南瓜"终于被强迫镇定下来，加上了刑具。它被彻底打败了。被拖走的"南瓜"拼命用脚踢，向着它的游戏场的栖息之地咆哮，它橘黄色的松弛肌肉团在瓷砖地板上面发出吱吱轧轧的声音。这天，"南瓜"完全没有了信奉禅宗的尊严和高贵。

为什么我要告诉你们这一恐怖故事？是为了说明进化生物学的一个概念。在自然界，存在两种抚养策略。动物要么是囤积贮藏者，要么是狼吞虎咽者。所有这些得看你吃的是不是容易腐败的食物。

设想你在非洲热带稀树大草原，你和更新世的伙伴们刚好猎杀了一头庞大的长颈鹿。你用石头驱赶四周流着唾液的鬣狗。你的性伴侣在家里等待，她采集了一篮子野果。更新世冰期并非仅仅是数千年前，还是在数千英里之外，因此，不要设想什么冰箱。苍蝇马上就围了过来。

当食物容易很快腐败，当食物很稀少、很难获得足够的食物时，最好的策略就是填满肚子，把食物往脸上倾倒，就像"南瓜"做的那样。下次的饥荒并不遥远。吃饭最重要的目的是储存脂肪。大多数哺乳动物的身体结构是尽可能地多吃。如果你能够得到所有希望得到的一切，又会发生什么呢？

肥胖是文明的产物。我们美国人的肥胖是因为我们在储存食物能量上的高效率。削减我们的食物供应,只要两月我们就会死亡,超级肥胖者三个月就会死亡。现在,大家都在储存能量。

现在,如果你是松鼠,你就会贮藏食品。坚果容易保存。如果你的能量能够保存在树上,为什么还要把能量贮藏在屁股上?当冬季来临,松鼠会找出80%的以前埋藏的坚果。饥荒,饥饿。松鼠知道如何投资。善于调整,圆滑,善于运动,聪明,松鼠是进化生物学家囤积贮藏者的经典榜样。

我多么钦佩它们。当我有一次射击了一只松鼠,将它剥皮,煮熟,吞噬。我惊奇地发现这个聪明的小家伙是多么结实和肌肉强健。身上没有一克脂肪。

吃两个我就完全吃饱了,可是我吃了三个。

可是,即使你是节俭的自然守护神,文明也会有办法使得哪怕经过遗传编程的节欲的动物堕落。

大峡谷古老如同地球,太阳神大教堂,仿佛"二战"期间日本空军神风队员的松鼠的家。

每次我停下来享用一点点心,总是受到包围。一群群粗鲁的松鼠,肥胖,双下巴,口中流出唾液的松鼠无处不在。它们不会乞讨。它们突然抓住你正在吃的麦当劳的鸡块。它们会跳到你正背在背上的背包里。我想,在旅游历史上,不是人人都是遵循了"不要给野生动物喂食"的告示。在多年依靠松蒸蛋糕和快餐生活之后,这些松鼠已经不懂坚果为何物,即使你仍在它们面前同样如此,而我扔了很多。跟踪我的步伐,它们对于坚果视而不见,而是紧紧看着我的巧克力豆。有东西在背后盯着,拿着我的油炸薯条蹒跚而行,总是令人感

精子来自男人
卵子来自女人

JINGZI LAIZI
NANREN
LUANZI LAIZI
NVREN

男女差异的真实原因

到不快。受到肥胖的松鼠捉弄，再也没有更加令人沮丧的了。

我的朋友们和我是唯一一群深入到了大峡谷艰难崎岖区域的人类我们不说德语，也不吃太空人装在管子里面的食品。我们也是唯一一群人类，我们高大健壮，气喘吁吁，每到半英里就会停下吃点幸福的点心和美餐。我不禁会想，这些乳房臃肿的步行者们是否注意到了，就连这里的松鼠看起来也像美国人。

我们确实肥胖，因为狼吞虎咽者按照生物学规定是要尽量贪食。如果把狼吞虎咽者放在食物应有尽有、并且不费任何力气就可以获得的环境中间，他肯定会变得肥胖。我们人工制造的食品甚至还能吸引生长在大峡谷的松鼠，而松鼠的遗传编码是囤积贮藏者。

下次你如果感到对于自己的狂欢作乐有内疚，记住"南瓜"吧。一口气吃完了整袋的"多力多滋"麻辣油炸片不会是自我放纵的，想想"南瓜"和它一口吃下的55加仑一桶的猴子食品。

但是，在绝望地成为傻瓜之前，看看你下垂的身躯，感谢人类的进化。没有我们屁股的脂肪，我们的大脑绝对不可能长得这么庞大。一旦需要在水上漂浮，我们所有的额外鲸脂就会大显身手了。

18.

水生猿类:进化的缺环?

把黑猩猩扔到水中,它肯定被淹死。猿类动物不会游泳,不会漂浮,也不会屏住呼吸。我们是在何处学会游泳、漂浮,或者屏住呼吸的?

早期原始人类的定居点总是在靠近水边的地方发现。我们的大多数城市也是傍水而建。为什么滨水地区的不动产如此值钱?半裸体躺在海滩一事不干究竟有什么意思?我们为什么喜欢划船、潜水,水球和使用水枪喷射?为什么在后院修建游泳池?

在发掘的化石记录中,从我们是在树上采摘野果的动物和我们成为在热带草原奔跑捕猎动物的动物之间,存在人类进化的巨大空白。在这200万年之间究竟发生了什么,为什么我们连一个微不足道的化石都找不到?看起来非常诡异。

我们和黑猩猩从我们共同的祖先分手是在大约700万年以前。从那以后,我们生活的非洲经历了海平面的巨大涨落。气候的变迁威胁到了食物的供给。我们的类人猿祖先被迫离开树林的食物竞争。设想一下,如果我们的祖先奶奶看到了海洋中漂游的诱人闪光海藻,看到了她树下沼泽不时蹦出的鱼群。

黑猩猩马上尝试涉水而行,就像我们看到现代短尾猿所做的那

精子来自男人
卵子来自女人

JINGZI LAIZI
NANREN
LUANZI LAIZI
NVREN

男女差异的真实原因

样。它比同伴吃得更多。适合水中活动的基因立即受到遗传的青睐和选择。能够涉水的两足动物开始进化。很快，出现了潜水和游泳。又一个合适的环境领域被占领了。

水生猿类这一假设在专家那里获得越来越多的证实。但是，也有的专家认为水中的猿这一假设完全错了。下面看看证据，你自己思考他们是胡说还是能够立足。

我们人类是模样怪异的猿类动物，我们浑身赤裸。大多数其他赤裸的动物最终都是回归了海洋和水中。我们拥有阻力最小的流线型身躯，这对于游泳极其完美。我们也是唯一的猿类动物，我们在背部长毛，它们能够朝向我们的脊骨向内和向后弯曲，从而促进水流。

下次你如果看到大猩猩，当然要保证你是站在铁栏杆外边，向它洒一桶水。这样不仅会使得它立即产生兴奋的反应，而且还会看到它的毛发抵御了水流。现在，在洗澡的时候看看你胳膊的毛发。难道你不产生兴奋的反应？我们喜欢洗澡，我们的躯体符合优雅的流体力学原理。

当然，我们也不是一点毛发也不长。我们的头顶长着一簇醒目的毛发。

我们看见很多孩子喜欢在水池戏水。我们无法像海豚和鲸那样任意待在水底。大多数时间我们要把头部露出水面。我们或者是像狗刨那样游泳，而头发留在我们的头顶上面。它们能够阻止阳光而中暑。热量向上流动，从我们的头顶离开，头发能够大量减缓热量。注意，孩子们经常玩潜水游戏，在水底寻找扔掉的东西。

像猿那样，使用关节和短腿行走，那当然是好。使用长腿直立行走，那同样不错。但是，在这两个阶段，弯腰屈背地行走非常笨拙和低效。我们需要100万年才能从拖曳关节行走到进化成为我们高贵的直立身躯。要使这种弯曲的运动长期发挥作用，我们必须得到巨大的收益来弥补作为弯曲着蹒跚而行的捕猎者猿人的巨大劣势。或许，是长达100万年的艰难跋涉使得我们走向了水中，寻找令人愉快的海中食品，最终使得我们能够直立行走，并且学会了游泳和潜水。或许，我们也通过进化学习到了使用工具来砸开软体动物。

那么，我们的皮下脂肪呢？其他猿类动物像陆地动物那样储存脂肪，堆积在肾和肠之间的位置。在整个人体，在我们的皮下，我们放置了一层舒适柔软的脂肪，就像所有水生生物那样。

脂肪具有浮力，是水中的绝妙绝缘体。我们比其他相同体积的陆地动物有多10倍的脂肪。

试试看教大猩猩游泳，它永远无法学会。可是，人类天生知道如何游泳。人类婴儿是水上漂浮专家，当接触到水，婴儿会本能地屏住呼吸。人类母亲在水中生育是非常健康的方式。

人类不是学会的游泳，而是我们忘记了如何游泳。或许是我们看见的婴儿身上可爱的团团脂肪使得婴儿从树上走向了水中。

以为我是在开玩笑？勇敢的家长可以试试把新生婴儿放在水中，婴儿在水中拍打，本能地屏住呼吸，直到露出水面，然后后仰漂浮，满面笑容，调整呼吸，双脚打水，根本不会哭泣掉泪。

哭泣掉泪。看见过猩猩哭泣掉泪？研究水中的猿的热心人们宣称，唯一会因为情感掉下含有盐分的眼泪的动物是海洋哺乳动物和人类。

作为热带大草原上的奔跑者来说，我们肯定会大量出汗和撒尿。这是对于水的可耻浪费。非洲的其他陆地动物饮水和撒尿都要少得

精子来自男人
卵子来自女人

JINGZI LAIZI
NANREN
LUANZI LAIZI
NVREN

男女差异的真实原因

多。仿佛我们是认为，我们还是生活在可以任意享用水的环境中。我们流的汗是油腻的，就像是水生哺乳动物使用来作为毛孔的防水系统。

我们能够说话，我们能够这样做，部分是因为我们能够选择停止呼吸。其他的灵长类动物不能说话，因为它们不能屏住呼吸，它们也无法很好地通过口腔呼吸。它们当然不会像我们那样，被一根骨头卡死。使用相同的通道进食和呼吸是危险的进化适应，特别是你具有完美的鼻孔呼吸，更危险的是初学走路的孩子会把任何能够咽下的东西往嘴里塞。我们为什么没有进化到屏住呼吸。

我们看看能够自动呼吸控制的动物：它们是海豚、海豹和人类。

为了更好地控制呼吸，我们长出了"遗传的"喉。哪些动物还有这种生理结构？海狮、海象和海牛。

口腔呼吸还使得人类能够进行深呼吸，例如在潜水之前。我们的鼻子构造仿佛像是剖开的金字塔，在潜水的时候保护鼻孔。如果大猩猩脚朝天地栽到水中，它那个笔直朝天的鼻窦马上会灌满了水，立刻就会丧命。

海洋哺乳动物具有"潜水反射反应"。当水獭的脸接触水面，口腔和鼻子的专门神经会立即关闭通往肺部的通道，减缓心跳，将血液直接输送到重要器官。人类同样具有这种潜水反射反应。其他灵长类动物则没有。浸到齐颈深的水中会使得我们安详，而对大多数哺乳动物来说，则会导致恐慌。

我们的大脑很大，比其他的灵长类动物都大。还有哪些动物的大脑有这么大？海豚和鲸。水生环境的某些因素是否选择了大脑髓？是的。庞大的大脑组织依赖的是在鱼体内含量最多的 Omega-3

（欧米加 3）脂肪酸。

在猿类动物中，人类还有的独特之处就是能够利用Omega-3（欧米加 3）脂肪酸给我们带来的好处。在干燥的热带稀树大草原上，我们从哪里能够找到鱼？我们这些热带稀树大草原上的捕猎者患有动物脂肪和植物脂肪的各种身体疾病。可是，通过进化，我们利用最佳效率使用鱼体脂肪。我们是否比角马吃鱼还早？

看看你的牙齿。对于非洲热带稀树大草原上的捕猎者来说，你的犬牙和狒狒相比，简直就是发育不良。作为人类最接近的祖先，更新纪灵长动物的牙齿更加类似海獭的牙齿。粗糙的植物纤维和未加工的动物肉类更加适合我们的远亲穴居人的牙齿咀嚼。我们的牙齿更加适合柔软的肉类和剥开海贝的外壳。我们倾向把陆地动物的肉类通过烹调变得柔软，这是预先消化的一种方式。老虎不需要烹调加工的肉类，它们能够消化生肉。但是，它们不能消化生的寿司和咀嚼海藻。

看看猴子和猿的拇指和食指之间的距离，仿佛有什么缺失。我们的手指和脚趾之间微微可见的蹼或许是发育不全的器官退化。可能你会感到震惊，7%的人类脚趾之间长了蹼。

实际上，我们和黑猩猩在体征上有很多的不同，因为我们具有海洋哺乳动物的体征。从厌恶水的灵长类动物转变为喜爱水的灵长类动物，这并不困难。科学家目睹了它在一代人的时间完成。日本幸岛短尾猿从海滩捡拾散落的谷物，但是从来不会下水。一天，一个两岁的短尾猿发现，如果把一把沙子扔到海里，沙子马上下沉，可是谷物却漂浮在水面。它用手舀起漂浮的谷物，吃得比任何同伴都快。当它的年轻伙伴看到它的做法，马上模仿它的创新，很快，这些年轻

精子来自男人
卵子来自女人

**JINGZI LAIZI
NANREN
LUANZI LAIZI
NVREN**

男女差异的真实原因

的叛逆者就生平第一次开始在水中嬉戏打闹了。年老的很不赞成。年老的短尾猿比年轻的短尾猿捡的食物少，吃得也少。它们很快苍老死去，同时带走了自己呆板陈腐的文化。新的一代短尾猿长大成人，它们的人体冲浪从此成为这个海岛物种的固定特征。

我们的宗教洗礼是否实行的是我们原始的洗礼？我们的诗歌经常谈到回归水中。我并不认为诗人的沉思是表示回归到当年我们还是水生动物，只是上岸产卵的年代。没有任何人愿意接触内心的鱼。

为什么每种文化都记载有洪水的神话？或许我们飞翔的梦想实际是表示水中遨游的梦想！真的，想想吧，我们超人的流线形身躯在天空飞翔！我们的神灵轻盈地在天空飘逸！或许，我们传说中的美人鱼神话实际是我们当年是最有效率的猿人的遗传记忆！

不过，水生猿类的理论在这里遇到了挑战。假设没有穷尽。一旦你发现一个假设，就会看到越来越多的支持论点。一切就像肯尼迪总统遭到暗杀的谜团。

水生猿类假设唯一能够立足的地方，是它所拥有的巨大解释力。它没有一个真正过硬的科学证据，例如骨头化石，或者原始人类有蹼的脚印化石。

水生猿类假设的支持者认为，没有科学证据不是他们的过错。在更新世时期，冰河侵蚀了一切，然后又消退，给海平面带来了巨大变化。我们更新世的祖先开发利用的是富饶的海岸和浅显的海水，现在却被深深的大洋覆盖，使得无数的考古学证据永远湮没水底。我们不知道原始人类时期的海岸是什么模样，但是很多人相信他们当时使用了木船。

水生猿类的研究者认为，人类学者应该搜寻海浪下面埋藏的化石,可能有希望发现传奇的"缺环"。他们认为,水生猿类假设是解释二足动物、有意识的呼吸调控、体毛的减少和皮下脂肪的唯一理论。

其他的专家提出另外的理论。他们认为,我们之所以没有找到任何两栖猿类的骨化石,是因为——我的天哪——根本就没有水生猿类这种动物!

那是什么呢? 这些对于你的魅力和得到性的满足有什么帮助?

是的,请原谅我因为寻找乐趣转向了科学理论! 好的,回到性的问题! 小声一点。

作为业余的人类学者,我受过的训练足够让我具有能力预测,你们愿意更多地听我讲完性的问题。更新世遗留下来的变迁发展史创造的一切事物会使我们全身本能地起反应。你更加喜欢哪个? 英国剧作家莎士比亚还是美国电影导演斯皮尔伯格? 作为业余的行为研究者,我受过的训练让我能够观察行为,我并不感兴趣你说你喜欢的是谁,我感兴趣的是你选择的经历。

18.水生猿类:进化的缺环?

精子来自男人
卵子来自女人

JINGZI LAIZI
NANREN
LUANZI LAIZI
NVREN

男女差异的真实原因

19.
为何你喜欢斯皮尔伯格更甚于 T.S.艾略特

进化生物学具有肥皂剧的一切元素：爱情和性！暴力和怜悯！团队合作和阴谋集团！婚姻和偷情！抚养孩子和讨要孩子！忠诚和背叛！还有家庭，家庭，还是家庭！我们还可以在奸夫淫妇之间设计拳脚相加的场面。无论科学的势利小人如何使得这些东西显得无趣，这一新的研究领域注定是要登上时尚杂志 Maxim、Cosmopolitan 和 Sassy 的头版。我们得在斯普林格脱口秀节目主持人杰瑞·斯普林格(Jerry Springer)插手以前，把这些事情弄清楚。

我们全身本能地对肥皂剧起反应的原因在于，它们表现了古老的戏剧。我们发现它们表现了犯罪感的愉悦，是因为我们的新大脑皮层告诉我们，肥皂剧作家愤世嫉俗地打开了所有更新世的按钮，使得我们行动起来。你可以听见他们又在提出新的剧本设想了：

"丽贝卡和兰斯上床了，兰斯是她妹妹德斯婷的丈夫，而丽贝卡正和妹妹为了遗产吵得不可开交。突然德斯婷闯了进来，两姐妹目光相对，镜头完毕。我们接着按照这个线索拍摄 5 个情节。现在，我们转向拍摄亚历山德拉跟她的绑匪坠入爱河。"

微妙，真的太微妙了。这种废话可以自动变化。我相信是亚里士多德在他的诗学理论里面首次宣告："愚蠢的人总是戏剧性的。"

是的，我是在进行解释，但是你知道我的意思。

还是要怪你的大脑。或者要怪你大脑的 3 个区域。它们为什么就不能和睦相处？

首先是你古老并且具有爬行动物特征的下丘脑，它控制进食、搏斗、逃跑、放牧和通奸。

然后是你具有哺乳动物特征的脑边缘系统，它和希望、焦虑、爱情、愤慨、交流和拥抱，以及，你知道，养育后代的功能有关。

最后是你肿胀的新大脑皮层，它控制的是哲学思考、写作自传，以及策划如何讨好上述两位。

经过过去 3 亿年的进化，我们独特的 3 个大脑区域仿佛漫不经心地成为临时拼凑的陪审团，它们从未就任何事物达成一致。

当弗洛伊德制造了他的超我、自我和本我。

当柏拉图发明了他的驭马者、理想的马和激情的马。

当天主教信奉的是圣父、圣子和圣灵。

当写作教师克莱夫·马森区别了我们的内心作者、编辑和疯狂的孩子。

当华纳兔宝宝(Looney Tunes)卡通漫画表现了一个妖怪站在我们的一个肩上，一个天使站在我们的另一肩上，我们的脑袋在倾听双方的声音。

他们都在解释我们内心的冲突，这些冲突来自漫不经心的进化工程。现在，我们的大脑充满了教会、专家和本人的争吵。人类天生就是摇摆不定的。你从来不会看见蜥蜴对于它们是应该吃掉对方或者是和对方交配而神经兮兮。可是，我约会的对象就是同时出现两种倾向的类别。

19. 为何你喜欢斯皮尔伯格更甚于 T.S.艾略特

精子来自男人
卵子来自女人

JINGZI LAIZI
NANREN
LUANZI LAIZI
NVREN

男女差异的真实原因

我所有的神经科学的朋友都告诉我说，他们的同事保罗·麦克莱恩的"三位一体的大脑"的观点过于简单化了。确实，他们说道，进化的观点在已经存在的事物上起作用，同时，它又修改这些构成。例如，我们大脑具有爬行动物特征的区域在我们看见颜色的时候发挥作用，可是，爬行动物看颜色的方式跟灵长类动物的方式并不完全相似。我们大脑的陈旧区域受到新的需求的修订，就像适应丛林中抓紧树枝的手掌受到热带稀树大草原使用工具的需求的修订。

可是，我的宠物狗的恐惧、愤慨、欢乐和悲哀可以被我大脑里哺乳动物的区域识别，这些区域可以本能地识别这些情感变化。因为我们具有迷人的科学辩论，所以我不会和我的宠物狗混在一起。我和我的宠物狗的相似之处在于我们拥有共同的大脑区域。我们所有的人通过我们共有的东西建立联系。进化改变了我的身体，使我无法舔自己的尾巴和大腿，可是，我的大脑区域仍然能够看到这样做的吸引力。

所以，既然我们知道娱乐节目是愚蠢的，为什么我们还是愿意看它们？我们还是根据神经生物学观点看看频道搜寻。广告商知道，你具有古老爬行动物特征的视丘下部比你哺乳动物的脑边缘系统更具有强制性，而你哺乳动物的脑边缘系统比你新大脑皮层更具有强制性。

设想你刊登一个广告。你为一分时广告付了费用，希望激发人们的购物冲动。你是希望吸引：（A）他们的权力欲望和性欲，（B）他们承诺情感纽带的欲望，或者希望吸引（C）他们的理性？

网络经理、好莱坞的权贵、摇滚歌星经纪人，他们全都想要吸引你的注意。在吸引公众注意的竞争中，最终只有那些吸引大脑视丘下部区域的人获胜。

我认为,康德确有他的吸引力所在。可是却没有杰瑞·斯普林格的吸引力大,因为他们详细描述了人们为了金钱和继父上床的故事。我稍后讨论康德的绝对律令。首先,我想要知道为什么那个贱妇会如此做作。

进化心理学告诉我们,我们称作浅薄的东西实际上是我们最深层次的人类真理:性欲、对于声望的追求、虚荣、忌妒、贪婪、强奸和谋杀;同时也包括我们称作最深刻和意义重大的东西:对孩子的爱,对朋友的忠诚,公平交易的满足,正义的渴望,社区感,尊重老人,追求共同理想的合作。

如果这些都有戏剧性,那是因为我们的基因。如果你产生发自肺腑的反应,那是因为你的基因编码所致。如果战胜不可逾越的困难让你感到鼓舞,那是因为你的祖先共同奋斗并且无数次战胜了不可逾越的困难。所有那些未能战胜长期困难的祖先也就未能遗传他们的基因。

死里逃生让你兴奋?追捕和摆脱追捕?长期的游子归家的感觉?被绑架的孩子被英雄的壮举解救?夸夸其谈的时髦家伙拐骗了别人的老婆激起了你的反应?邪恶的专制君主被受到压迫的农民联合起来推翻,你有什么感觉呢?被战争的风暴撕裂了的爱情?看看你的电影广告,它们什么都有。

是否可能让婴儿变得粗野?我不在意究竟是狄更斯还者是日间戏《我的一家》。如果他们把一个孤儿抛弃,我会像老妇人那样哭泣。然后,让一些演员残酷对待孤儿,然后我准备杀人。我知道这是人为操纵的和卑劣的。可是我不在乎。我希望能够看到那个恶棍获得正

精子来自男人
卵子来自女人

JINGZI LAIZI
NANREN
LUANZI LAIZI
NVREN

男女差异的真实原因

义的甜点,孤儿找到一个家。

该死的。打下"找到一个家"这样几个字让我泪眼朦胧。等一下,让我擦擦眼睛。

你的身后留下数百万年这样的东西。你的心理和身体都是由这样的机制建构的。在新大脑皮层开始欣赏马丁·路得·金呼吁的幸福时刻之前很久很久,我们的脑边缘系统就将竞争的部落看做是魔鬼了。

我想,作家 E. E. 卡明斯应该有属于自己的位置。毫无疑问,诗歌在我们的大脑里占据了牢固的和复杂的位置。歌曲表现出的生动语言是文字出现之前部落传播文化的主要方式。

可是,如果 T. S. 艾略特吸引你的基因的方式和《吸血鬼猎人巴菲》吸引你的方式一样,我们就没有必要在 11 年级强迫阅读 T. S. 艾略特的作品。如果你的梦想吸引你的基因,你就会主动开始尝试着去经历一番。你得为了这种经历付出 9 美元。当斯皮尔伯格拍摄了追逐场面,复活在你的脑海中的则是长达数百万年的杀人和被杀关系的历史,这些经历构成了你的内分泌系统。你今天还活着,是因为你的祖先在你死我活的搏斗中战胜了对手。斯皮尔伯格是本世纪娱乐圈最成功的人,因为他知道如何激发普遍的人类反应。我所见到的所有抱怨流行文化的人,他们在电影院花的时间都远远超过了在博物馆花费的时间。

当然,我们的文化精英形成了对于戏剧的高雅情趣。那就是我们为什么欣赏《资产阶级审慎的魅力》。但是,《泰坦尼克》在新加坡的风靡同样有其道理。

我们倾向于认为艺术审美是主观的。不同的人喜欢不同的故事。可是,艺术家的借口是,艺术表现的是人类的普遍经历。好吧,在生物学上,什么是人类的普遍经历?这个星球的所有人毫无例外地共享什么样的行为方式?

无意识的本能反应。

人类交际的 8 个无意识的本能反应是什么?大众娱乐的 8 个类别是什么?它们是写在你无法控制的地方。它们写在了你的脸上。

19. 为何你喜欢斯皮尔伯格更甚于 T.S.艾略特

精子来自男人
卵子来自女人

JINGZI LAIZI
NANREN
LUANZI LAIZI
NVREN

男女差异的真实原因

20.
面对它

　　笑声、哭泣声、气喘吁吁、作呕声、尖叫声、咆哮声、感叹声和喘息声，就像你无法控制打喷嚏一样，你也无法控制这些声音。上述 8 个无意识的声音对应于 8 种面部表情。

　　笑脸、忧愁的脸、震惊的脸、厌烦的脸、受惊吓的脸、眉头紧锁的脸、陶醉的脸和瞠目结舌的脸，这些都是人类的普遍现象，包括孩子。这 8 个无意识的本能反应的面部表情传达了 8 种基本情感，它们是：幸福感、忧愁感、惊奇感、厌恶感、恐惧感、愤怒感、热爱感和敬畏感。哪怕天生失明和聋哑的孩子也能表现上述 8 种面部表情。你的面部就像狗摇晃的尾巴：无意识的本能反应，能够暴露你有意掩盖或者企图传递的情感信息。

　　我们到巴布亚新几内亚去看看那些从前的采摘野果为生者。他们会展示一些你所没有见过的最奇特的文化习俗（除非你居住在我的家乡伯克利）。可是，你同样能够明白笑容表示什么，皱眉表示什么，惊讶、恐惧、愤慨和害怕是什么表情。无论到世界什么地方，你都会明白笑声和哭泣表示什么，天下的母亲都会和婴儿轻言细语地对话。

　　现在，到你最近的书店看看。那里对于 8 种类型的普遍人类表情进行了分类。

基本情感	面部表情	本能的声音	娱乐的类型
幸福	微笑	笑声	喜剧
忧愁	撅起嘴的脸	哭泣声	悲剧
惊奇	震惊	气喘吁吁	惊险作品
厌恶	厌烦的脸	作呕声	恐怖作品
恐惧	受惊吓的脸	尖叫声	鬼怪作品
愤怒	眉头紧锁	咆哮声	复仇幻想
热爱	陶醉的脸	感叹声	浪漫故事
敬畏	瞠目结舌	喘息声	魔力和宗教

20.面对它

这些类型表现了行为基因的分类。我的计划是创造一个新的文学领域,它包含我父亲的最爱:喷喷声和显得不以为然。

书店的"神秘推理小说"满足我们原始的好奇,希望解决问题。科幻小说的科技手段吸引我们对于新奇事物原始的着迷。当我们所有的功能被眼前的事情唤醒,我们预测事物的功能就会被悬念所激活。

那么,"文学"是什么呢？我们从经典作品的拥有者那里得知,可供选择的体裁是廉价的,存在一种"更高"的艺术经验,它能够超越纯属的本能。

美国小说家威廉·福克纳在接受诺贝尔文学奖的典礼上发表讲话,希望未来的作家不要"为了身体的腺体"写作。当然,福克纳也是美国最著名的"为了身体的腺体"写作的作家,并且因此获得诺贝尔

精子来自男人
卵子来自女人

JINGZI LAIZI
NANREN
LUANZI LAIZI
NVREN

男女差异的真实原因

文学奖。乱伦、系列谋杀、精神错乱、种族战争、阉割、埋葬死者、《圣经》描述的洪水、捕猎熊、使用玉米棒子的强奸等等，这些都出自福克纳笔下。这家伙像弹奏木琴那样玩弄我们的基因组。福克纳在一个庄严的场所，突然呼吁像我这样的作家超越内分泌系统。他并没有做出最好的榜样。他究竟是什么意思？不是为了身体的腺体，那是为了什么？

我们还是从科学上找找答案吧。

21.
爱情会发臭

我的心灵受到一股无形的力量的控制。控制无数动物欲望的伟大力量在空中漂浮。哺乳动物、蚂蚁、蛾，它们都跳上了信息素控制的木偶线条，你同样如此。

信息素没有气味。出汗发出的性气息来自肠胃等消化道内存在的细菌，而非信息素。我们智人是在无意识中察觉出信息素的。信息素更多地影响并且折磨女性而非男性。那就是你为什么难以解释地受到那个性情古怪家伙的吸引。你知道他是性情古怪的家伙，你的朋友也知道他是性情古怪的家伙。他的身体气味仿佛像微缩的放屁气味，可是，他的身体……

这种神秘的东西具有抗菌性。信息素提醒了我们的免疫系统。

瑞士伯尔尼大学动物学家克劳德·韦德金得研究鱼类的配偶选择。他不满足仅仅是观察它们的行为，还希望了解它们的情感。可是，令他失望的是他无法听见鱼类的说话。他只知道一种能够说话的动物。我们用动物来研究人类的行为，那么，为什么我们不可以使用人类的行为来研究鱼类？

因此，为了研究鱼类的性行为，韦德金得安排智人男性一连数天穿着同样的 T 恤衬衫。这些受试的男性认为这一行为非常自然。然

精子来自男人
卵子来自女人

JINGZI LAIZI
NANREN
LUANZI LAIZI
NVREN

男女差异的真实原因

后，韦德金得把发出汗臭的T恤衫衫放进袋子里，安排女性闻这些袋子，并且说出她们的感受。所有女性都对某些袋子感到恶心排斥，但是对其他的袋子感到兴趣和好奇。她们描述袋子气味的形容词各种各样。记住，下次如果你认为你对哪位小伙子有巨大吸引力，那么，女性是受到袋子的吸引。

突然，人们忘记了韦德金得希望研究的鱼类，成千的单身科学家希望发现：女人究竟怎么了？

一位心理学家可能会询问他们的童年，可是，韦德金得对穿着T恤衫试验的男性进行了血液检测，发现当女性闻到和她们非常相似的免疫系统的气味，她们会感到恶心。但是，当女性闻到和她们不同的（不是非常不同）免疫系统的气味，她们会咧嘴一笑，乃至哈哈大笑。

主组织相容性复合基因在哺乳动物的免疫系统发挥主要作用。人们发现，雌性老鼠更喜欢接触和自己不同的主组织相容性复合基因的雄性老鼠。它们是通过对于雄性老鼠尿味的嗅觉发现这些不同的。

我们认为，达尔文进化论描述的竞争存在于我们可以看到的动物之间：印度豹、羚羊和人类。可是，真正的竞争发生在我们的身体内部。我们都是行走中的生态系统。或许，我们身体内部一半的细胞都不是我们自己的。细菌和寄生虫的繁殖速度远远超过大型动物，并且，它们发动的致命战争速度更快。可是，它们为什么不能在进化上超过我们，并且杀死我们？

我们用来抵御它们的快速繁殖的防御体系就是性。无性繁殖的陆地动物无法进化到超过硬币大小的体积（是的，我们发现了诡异的鞭尾蜥蜴,但是,那是另外一回事)。在我们大型动物跟身体内部寄生虫的军备竞赛中,全能的免疫系统至关紧要。那就是为什么人类最有吸引力的地方就是他的白细胞。男人喜欢观赏丰满成熟的躯体,女人喜欢闻男人血液的气味(这些部分地解释了我现在的关系)。按照字面意义就是化学。男人可以直接挑明我们喜欢女人的什么,可是女人不能,所以,女人认为她们的魅力比男人更加深沉。是吗,哈哈!

数十个研究证明,女性治愈不固定的或不规律的月经的最好方法,就是枕着男人的腋窝睡觉。它比处方药物更加有效。免疫系统对她自己的观察有利于她的月经,并且发出信号,她最好准备怀孕,因为她的基因嗅到了健康的婴儿。爱情真的是陷阱。

对于男性 T 恤衫的研究所揭示的神秘现象就是,服用避孕药物的女性发现,她们的排斥和吸引刚好颠倒。服用避孕药物的女性闻到与她们非常相似的免疫系统的气味就会产生反应,而对另外的免疫系统则产生排斥,而如果没有服用避孕药物,她们本来会受到这些免疫系统的吸引。

为什么呢? 因为避孕药通过模拟怀孕的生理症状进行避孕。

其他表现出了这种颠倒的反应的女性都是孕妇。孕妇偏好的是和她们非常相似的免疫系统的气味,因为,她们需要在怀孕期间得到帮助和支持,而她们大都是从亲属那里得到帮助的。当你怀孕时,你感到有和家人在一起的渴望。因此,当你再次处于受孕期,你渴望周围有朋友。当你怀孕时,气味的偏好将会让你获得支持(各种资源)。当你处于受孕期,气味的偏好将会让你获得性的满足(各种基因)。所以,我们在女性情感中看到了两种不同的进化目标。

精子来自男人
卵子来自女人

JINGZI LAIZI
NANREN
LUANZI LAIZI
NVREN

男女差异的真实原因

男人们，你是这样判断生理节奏的：当你的女人穿着你的衬衣，在你的枕旁仿佛小鸟一般蠕动翻拱，那就表明她排卵期开始了。要么离开她，否则，她会怀孕。当她将你留给她欣赏的臭哄哄的袜子扔得老远，说你实在讨厌，并且邀请她的亲戚来玩耍，这时，和她上床做爱就是安全的。当她情绪高昂的时候，不要和她做。当她情绪不高的时候，赶快和她做。

这些是避孕措施面临的麻烦。我们的身体结构天生是为了更多复制自己，任何妨碍这一过程的事物同样妨碍了我们的本质系统。无论我多么努力地说服自己，我都无法说服自己的阳具信服戴上避孕套的好处。这个小兄弟天生对于任何妨碍繁殖目标的障碍采取蔑视态度。所有的阴茎都是如此。所有肚脐以下的活动都是密谋反对我们的。保持性交节奏的女性仍然在男性高潮的时候拼命将阴茎朝自己的子宫颈深处塞入，并且在自己高潮的时候拼命吸入精子。没有任何东西能够如同信息素那样破坏你的人生事业规划了。

但是记住，战士们，我们是为了拯救物种而性交。如果我们停止性交，采用无性繁殖的变形虫风格，细菌用不了几代人就会让我们灭绝。细菌会很快发现我们免疫系统的弱点，然后从内部吞噬我们。性交的意义是搅乱基因的排列，我们性交，从而让这些微型的杂种去猜测吧。如果你还是对于性交无动于衷，我的人类种族医学和军事委员会呼吁："看在上帝的面上，做你的梦吧！细菌正在寻找我们的命门！"

女生们，如果他拥有健康的免疫系统，他就不需要工作了。所以，战士们，前进，和这个古怪家伙上床。

这倒是让我想起了我的腋窝。

曾经想过,腋毛是干什么的? 当你是业余生物学家,你会坐着思考这些问题。对于光滑无毛的猿来说,这样的问题没有任何意义。腋毛不能保护我们免受阳光照射,不能让你温暖,甚至它还隐藏着难以看见。

我研究了两个腋毛研究专家的报告,他们是考利和布鲁克斯班克。我发现了腋毛存在的意义。它的作用是散发臭味,是控制气味。现在,我们明白了法国人为什么如此性感。

很多科技术语是拼凑在一起的前缀组合。我还研究了称作《精神神经内分泌学》的期刊。科学家真的不知道如何推销自己。他们应该将其称作"性别气息如何改变了你的大脑"。那个词汇的准确含义就是如此。

雄甾酮是一种引起性欲的春药,它能让女性疯狂。科学家让76名大学生接受试验,一整晚戴上项链,然后回答问卷,她们白天和哪些人进行了交往。不为这些大学生所知的(我们这些小说作家喜欢使用"不为所知"这个字眼),是我们在项链上涂抹了雄甾酮。

涂抹了雄甾酮的项链对于男性没有作用。它对于女性之间的交往也没有作用。但是,戴上涂抹了雄甾酮项链的女性和男性交往的时间和频率是没有戴项链的女性的一倍,而在交往的"深度"和"个人参与程度"方面则是3倍。这些可怜的女生渴望和所遇到的每个男性建立亲密关系,形成深入的和有意义的各种交往方式。这种偶然的机遇可能性是0.3%。

我有男生的好消息了。男性体内的雄甾酮腺体和毛发一样数不胜数。雄甾酮腺体分布在男性头发的毛囊中,特别是在腋毛和阴毛的毛囊中。它能发出麝香味。在男性尿液有大量这种气味。

精子来自男人
卵子来自女人

JINGZI LAIZI
NANREN
LUANZI LAIZI
NVREN

男女差异的真实原因

这种气味唾手可得。高山野生公山羊在它用羊角顶翻了所有的竞争对手、成为头儿以后，在身上轻敷一些黄色的须后水，然后开始追求母羊。挑剔的母羊只有在闻到它获胜的尿味之后，才会接受它的追求。

男人们，如果你使用尿味浸泡身体，可要小心了。你可能会吸引母猪。接触雄甾酮的气味会使得某些母猪作出交配动作。本来这样没有错。如果母猪希望和你交配，你可能应该遮掩你的气味。很多哺乳动物通过沾染其他物种的粪便来遮掩自己的气味，不过，这样会使得自己失去对于自己物种的女性的魅力。你将需要更多雄甾酮。但是现在，我们陷入了无止境的困局，要么成为爱跟女人厮混的混蛋，要么和母猪交配，否则，就难以摆脱这种困境。那就是我为什么没有向智人的男性推荐使用尿味的方法，当然，除非你是书评家。

另外，男人们，哪怕你选择了雄甾酮方法，你也不能获得希望的效果。女人不是飞蛾，她们不会对于远方的信息素产生反应。她们必须接近一定距离，然后保持近距离。信息素能够确保配对结合，并且让女性准备性交和排卵。拥抱得到进化的目的部分是让女性的脸面接触男性的腋窝。不过，在枕边亲热的时候，不要泄露这点。

每当我和女性聊天，但是她却不停看表，并且向着同伴使眼色，意思是"快快救我"，我就在想，如果我能够找到什么法子让她鼻子接触我的腋窝，并且待在那里，可能她将更加乐于和我聊天。

然后我就继续幻想。烛光晚宴。我和她分析我深奥的哲学思想。她在我的腋窝发出含糊的声音，"再深入一点，再深入一点！"

我明白下次邂逅的礼物，我获得了那位聪明的试验员给我的所有技巧，可是没有她的电话号码。涂抹了雄甾酮的项链。然后，我们再瞧瞧，最后是谁需要洗澡和一份工作。

每当她提到她的不知真假的"未婚夫"，我就大声喊出本书的数据。在阅读过 Cosmopolitan 的女性中大约 50%有过夫妇间的不忠诚行为。刚才她不正是在阅读 Cosmopolitan 杂志吗？

但是，这让我一无所获。对于性不忠行为的继续研究让我明白，在表面上，偷情没有任何意义。但是，在曾经有过不忠行为的人一生中间，其性行为绝大多数是和配偶发生的。平均而言，已婚的人比未婚的人性行为更加频繁。

喂，大学里面那些消息灵通、追赶时髦的人听着！看看你的父母！他们享受的性乐趣比你更多！

哪怕男女单身汉享受的性乐趣也远远超过偷情者从秘密情人那里获得的性乐趣。

如果大多数性活动是来自已婚的夫妇之间，那么，男人为什么还是逃避婚姻的承诺？这很简单。因为如果你制造精子，并且四处传播，那将更加容易实现遗传多样化。

好吧，不过，如果女性希望得到稳定的巢穴，为什么女性还是愿意卷入婚外情？

女士们，这是因为你的性高潮的缘故。它本身就容易使你迷惑。

精子来自男人
卵子来自女人

JINGZI LAIZI
NANREN
LUANZI LAIZI
NVREN

男女差异的真实原因

22.

伪装的高潮欺骗男人, 真正的高潮迷惑女人

他来了, 骑着摩托的小伙子。他来是为了修理你的水槽。你知道他不可靠、骄傲, 不是个好父亲。你清楚自己早已嫁给了所见到的非常值得信赖的、非常可爱的男人。可是, 你就是偏偏等到他来了才穿着睡衣出门取报。修理水槽的小伙子作为性伴侣肯定是灾难。那么, 为什么他总是闯入你的白日梦?

要责怪就责怪你的性高潮吧。它有自己的秘密程序。

其他的雌性动物没有性高潮。真的, 雌性野兔和白鼬是否有性高潮, 人们说法不一。雌性非洲髯猴、短尾猕猴和倭黑猩猩享有某种快活的性高潮。可是, 人类女性的性高潮远远压倒倭黑猩猩。为了繁殖后代, 女性无需基因裂变的巨大动力, 因此, 为什么女性还是表现出了瞎忙活的性高潮? 为什么智人的女性表现了和男性相同的性高潮?

想要得到解释, 我们首先看看偷情的淫妇, 她们是男性睾丸老谋深算的设计师。

当同一男性具有良好的基因和丰富的资源, 那就非常美妙。一切都等待妻子的谋略了。当某一男性具有良好的基因, 另一男性具有丰富的资源, 此刻, 妻子寻求资源的谋略就会和情妇寻求基因的谋

略结合,这就称作偷情通奸谋略。

计算一下,智人偷情的女性一生性交的次数,大多数是在和自己丈夫之间发生的。仅仅很少部分发生在和秘密情人之间。可是,对于英国医院出生的新生婴儿的血型调查表明,10%的婴儿的父亲不是妈妈的丈夫!我绝对不会使用相同的方法调查托儿所的婴儿。对于英国人更大规模的遗传抽样调查表明,送奶工效应接近1%,可是我难以确信这一切是怎样发生的?(在理论上,一个女性如果在间隔很短的时间内和两个男性发生性关系,可以怀两个不同父亲的双胞胎)。

科学发现了罪犯,那就是女性性高潮。女士们,你们的性高潮是进化遗传的,它能颠覆你们的理智!

即使这样,你们很多人也不会认为这一科学发现有多么令人惊讶。可是下面一个呢?你们的性高潮是将精液进行整理的系统。你们的性高潮将某些男人的精液储存起来放在一边,以备不时之需。同时,将某些男人的精液放在手边,作为眼前的需要,直接送入卵巢,优先输送。这种精液整理系统完全和女性有意识的使用精子的选择冲突。记住,女孩们,你的性高潮具有支配权力。

22. 伪装的高潮欺骗男人,真正的高潮迷惑女人

性高潮竟敢推翻你的决定?你的性高潮从哪里获得性的满足?

任何地方都行。

自然界的一夫一妻单配制很少。5%的哺乳动物是一夫一妻单配制。大多数是犬类动物和猿类。可是,92%的鸟类是一雌一雄单配制的。所以,我们以它们作为例证。

看看它们。就在他们邻居幸福的鸟巢旁边,甜蜜的情侣鹦鹉共同抚养自己的尚未离巢的雏鸟。讨论家庭的价值!我们希望他们健

康,对吧? 让我们作一次验血。

精子来自男人
卵子来自女人
JINGZI LAIZI
NANREN
LUANZI LAIZI
NVREN

男女差异的真实原因

德国鸟类学者沃尔夫冈·福斯特迈耶对于黝黑的新生鸣鸟进行了常规的 DNA 检测,发现 45%的雏鸟父亲不是雌鸟的性伴侣,而是隔壁的邻居。

这些轻佻的贱妇! 她们怎么可以这样? 去问问雌性的基因吧。一旦漫长的雏鸟童年意味着雄性参与抚养和照料雌性的鸟巢,雌性就会明白,她们不用在同一雄性身上获得良好的基因和丰富的资源。她们可以"嫁给"具有良好的照料鸟巢和发现食物能力的雄性,同时能够秘密和那有色彩斑斓和有长长尾羽的性感坏雄性勾搭。因此,当她的丈夫在家里照料雏鸟,她却在外边勾搭别的雄性。雌性对这一伎俩非常在行,她们甚至骗过了鸟类学者,鸟类学者根本就不知道这种非法的勾当的存在,直到进行了 DNA 检验才发现。

这种淫妇的策略导致了男性另外一个竞争策略的进化:偏执狂。当他不照料鸟蛋和雏鸟时,他便四处巡游,观察跟踪性伴侣的活动,围绕她打转,对于自己的领地发出喳喳声,并且俯冲攻击任何企图进入调情范围的雄性。每当可怜的戴绿帽的雄性鸟停下休息,雌性马上闪入灌木丛,和长尾羽的坏雄性来个快餐。确实,这是丑闻,可是,她也得为未来的孩子着想。她已经获得了丰富的资源,她也需要最好的基因。

生物学家将这种现象称作"性感儿子策略"。一旦像色彩斑斓的尾羽这些任意特征被看做是性感的,和性感雄性的交配将出生更加性感的雄性,性感将会在下一代身上表现基因的变化。这种现象不仅自我实现,而且出生出具有坏孩子特征的后代,它们四处游荡,寻找丈夫外出寻觅食物不在家的时候需要修理的水槽。

"性感儿子策略"在自然界随地可见。雌性侧边斑点蜥蜴在面临选择最好的身体或者最好的巢穴的时候，会选择身躯较小、但拥有最大面积的领地和最多抚养后代的资源的雄性。

不过，这些是妻子寻求资源的谋略。对于最佳基因来说，情妇寻求基因的谋略就派上了用场。一群雄性侧边斑点蜥蜴会通过展示宽敞的家庭追求雌性，另外一群通过俯卧撑追求雌性。尽管雌性侧边斑点蜥蜴会嫁给富裕的雄性，但是，她们会秘密地和浅黄色皮肤的雄性交配。这些雌性具有储存精子的天赋，而且她们无须性高潮的喧闹就能这样做。从具有坏孩子特征的雄性身上获得的精子被用来制造更多的具有坏孩子特征的雄性。从富裕的雄性身上获得的精子被用来制造雌性。

对于精子的不同处理方式存在于众多一夫一妻单配制物种的雌性体内。文化当然具有作用。在缺乏道德约束的欧洲红翼鸫文化中，18%的雌性的交配是在偷情中进行的，48%的雏鸟是因偷情交配出生的。在具备道德约束的欧洲红翼鸫文化中，只有6%的雌性的交配是在偷情中进行的，23%的雏鸟是因偷情交配出生的。

即使是那些丈夫进行了输精管切除术的雌性欧洲红翼鸫也会实施难以思议的观念！我倒是想问问给鸟类实施输精管切除术的研究生们，你的妈妈送你上学就是为了学习这个？

宽宏大量或者循规蹈矩的雌性鸟类都会寻找各种方法来追求偷情。我们尚不清楚它们是怎么做的，但是我们知道它们为什么这样做。

还记得T恤衬衫的试验吗？北欧和亚洲的蓝喉歌鸲最偏向一夫一妻单配制。可是，跟与其丈夫交配出生的雏鸟相比，偷情交配出生的雏鸟具有更加活跃的免疫系统。或许，我们应该对蓝喉歌鸲进行T恤衬衫的试验，如果我们能够让雄性穿上T恤衬衫的话。我们再次

22. 伪装的高潮欺骗男人，真正的高潮迷惑女人

看到了这样的模式：为了资源嫁出，为了基因交配。

精子来自男人
卵子来自女人

JINGZI LAIZI
NANREN
LUANZI LAIZI
NVREN

男女差异的真实原因

不过，人人都知道，鸟类是轻浮的，蜥蜴是古怪的？当然，我们这些高等猿类并不排斥来自丈夫的精子，同时青睐来自梦中情人的精子！对吧？

雌性非洲黑猩猩都是厚颜无耻的淫妇。她们就像高贵的黑猩猩女士那样交配：杂乱和公开。不过，还有一种不太常见的交配策略：幽会。尽管雌性和很多雄性交配，其中，占据统治地位的雄性获得更多机会，可是，雌性也会特别青睐某个地位低下的雄性，并且和他偷偷进行私下的交配。对于这一反常的行为，许多黑猩猩感到愤慨，他们认为，私下的性行为在上帝的眼中是可憎的。很容易看到，他们的幽会是浪漫的，他们也确实可以称作情人。这种配偶关系尽管不多，但是却会经常引起怀孕。根据一项调查，偷情交配出生的黑猩猩仅占 2%，可是，DNA 检测发现，偷情交配出生的黑猩猩占了 50%！

因此，尽管雌性黑猩猩从她们的众多"丈夫"那里得到了超过 25 倍的性交机会，可是，她们一半的孩子的父亲是人数很少的"情人"。

如果雄性黑猩猩看到这项结果，肯定会获得一些他们非常需要的观点。无论雄性黑猩猩为了更多的性交而如何竞争，雌性黑猩猩都会找到方法来获得想要的基因。或许，雄性应该减少相互竞争的时间，同时增加追求雌性的时间。

而这些并非全部。尽管占据统治地位的雄性保护自己的性伴侣，驱逐入侵者，并且获得 1/4 的性交机会，其他的雄性还是获得了 3/4 的性交机会。不过，剩下的一半后代中，大多数的父亲是占据统治地位的雄性。现在，我们看看统计数据。

73%的性交是面向所有雄性的，其引起的怀孕机会很少。

25%的性交是和占据统治地位的雄性进行的，其怀孕生育的后代占了一半。

2%的性交是浪漫的和秘密的，其怀孕生育的后代也是占了一半。

这就说明，雌性黑猩猩使用了某种避孕方式，无论是使用了节奏方法，就是相当于是性高潮的方法，或者是使用了在性交过程中的情绪控制方法，从而影响激素分泌，总之，在3/4的性交中，雌性黑猩猩都几乎完全能够控制怀孕。

我们在这里看到的是双重偏向。雌性黑猩猩希望获得强势的雄性的精子。雌性黑猩猩同样希望获得关系亲密的雄性的精子。雌性黑猩猩肯定不是见雄性的精子就要。

这些表明，雌性黑猩猩把她们75%的性交用在社会交往上。不为众多雄性团体所知的，是面向所有雄性的性交不是为了繁殖后代。雌性黑猩猩的淫荡具有社会策略。难道你要责怪它吗？没有任何雄性黑猩猩是完美的父亲模式，可是，他们在一起就形成保护和抚养后代的最佳模式。他们还有恶劣的习惯，就是屠杀不认识的婴儿猩猩。需要众多的雄性黑猩组成一个体面的父亲，所以，雌性黑猩猩需要和所有这些雄性黑猩猩交配。

22. 伪装的高潮欺骗男人，真正的高潮迷惑女人

现在，看看普通的大型阴茎的黑猩猩的精子产出。雌性在漫步时是将全身重量压在精子上面。当涉及到了精子整理的系统，雌性黑猩猩自己带有整套官僚机构。淫荡是拯救雌性的最佳策略：让雄性相互竞争，与所有的雄性性交，让所有的雄性都照看你的后代，使用最好的基因。一个有几个丈夫的黑猩猩母亲的全职工作，就是和丈夫性交。绝对不要低估女性的力量。没有一个雄性猿类的头儿能够同时掌控如此多的同类。

精子来自男人
卵子来自女人

JINGZI LAIZI
NANREN
LUANZI LAIZI
NVREN

男女差异的真实原因

　　不过，你们也别太得意了，灵长类动物的雌性。你们大可不必如此聪明通过性交来征服男性。我肯定，你们也没有旅鼠那样聪明。它们只是跟随头儿攀越悬崖，我的老天。可是，雌性旅鼠尽可能多地和雄性交配，可又不是为了精子。性交不仅是为了繁衍后代，而是为了拯救后代。一个雄性旅鼠就是因为雌性旅鼠不愿性交而杀死了她们42%的后代。因此，雌性旅鼠和所有雄性交配，因此，所有的雄性认为后代可能是他的。哼哼。

　　当然，我们人类不会像伴随曼波音乐跳舞那样把精液抛洒在裤裆里面！我们作出明智的选择！

　　是吗？

　　女士们，让我们用进化生物学来看看，你的无意识使你在选择中受到怎样的迷惑。

23.

你没有获得性高潮；性高潮获得了你

曾经有一个研究项目，对夜总会舞女暴露身体的状况进行了调查统计（顺便说一下，这些女郎都是雌性智人）。研究人员注意到，肉体暴露的情况呈周期性的变化。一个月中的某些时段，肉体露出得不多；而在另外的时段，就露得相当多。研究人员于是就询问那些女郎什么时候来月经。结果发现，这些女郎在排卵时都会无意识地穿得又透又露。

算了吧，雌性动物们，不要装作自己是多么纯洁。雌性老鼠在排卵期间甘愿爬过电网去求偶。我知道有一些女智人甚至不惜遭受更大的痛苦去追求男性。你们想想，你们这些精明干练的女人，竟然会不知不觉中在衣柜前挑来选去，你们免不了会大吃一惊。

如果你是跟我一样的男人，看到一本书，名为《人类精子竞争、性交、手淫、不忠》，你一定会拿来看一看。那是我的三个主要兴趣和一个重要嗜好。该书只是让我感到更加困惑。女人自己甚至都无法了解自己，怎么能期望我去了解她们？有些女人不知道自己的阴蒂长在何处，还有些女人不晓得自己什么时候排卵。

不过，女人用不着去知道这些。不贞洁的妇人在排卵期间不知不觉中偏向自己的情人。英国有项研究调查了 3679 名妇女，该研究

精子来自男人
卵子来自女人

JINGZI LAIZI
NANREN
LUANZI LAIZI
NVREN

男女差异的真实原因

表明,女人在排卵最高潮的那四天红杏出墙的可能性更大,而在出轨时更有可能两人同时获得性高潮。这个发现真正是开启了阴道研究之门。

假如雌性蜥蜴、雀鸟、黑猩猩都能够进化出它们自己特殊的精子分配方法,我们人类为什么不能呢? 这种方法就叫作女性性高潮。

我们来看看性高潮是如何起作用的。女人的性高潮既可以阻拦精子,也可以把精子深吸进去。这要看你将性高潮安排在什么时候。如果女人在男子射精前的一分多钟出现性高潮,男人的精子就会受到阻拦;如果她的性高潮刚好在男子射精前发生,就会把精子吸进卵巢。

可是,男人出现性高潮的时间一般来说要么太快, 要么甚至更快。谁能预料得到呢? 不过,姑娘们,不必担心,用不着心灵感应,大自然已经为你们准备好了后备计划。要是你们哪位的性高潮先来,你们就得在 45 分钟之内出现性高潮,以吸进精子;要是等了 45 分钟之后才出现性高潮,你们那位的精子就会受到阻拦。

伙计们,跟女人上床时带块秒表吧,以查明她究竟有多喜欢你。做爱时两人同时出现性高潮就意味着,不光那女人喜欢你,她的性高潮也喜欢你。要使这两者达成一致的情况是很难的,不过,如果你们双方都相互引诱,那就比较容易让女人怀孕。假如女人的性高潮出现得太早或太迟,那就说明她不想要你的精子,只想得到你的爱抚。

好啦,天下的丈夫们,振作起来,直面这项科学发现吧。你们坐好了没有? 下面就给你们讲一讲:

女人与情人通奸时的特点就是,出现性高潮的次数是同自己丈夫做爱时的 3 倍。也许这就像你有好几天没有见到你妻子的情况,一旦做爱,你射出的精液是平时的3倍。同丈夫做爱,首要的作用是维持联系。偷偷摸摸地同情人做爱,首要的任务是获取基因,其次才是与有可能成为自己丈夫替代者的人建立联系。

你们这些当丈夫的人干吗不放下书,停止阅读,满腹狐疑地对自己的妻子怒目而视?

回过神来了吗?好的,不要恐慌。女人需要一夫一妻单配制,因为她们需要专一的感觉。女人在一夫一妻的关系中,性高潮出现的频率,是她们在开放式的关系中的两倍,比她们打单身时高4到5倍。然而,女人在排卵期间更有可能出轨,并且在性高潮时留住的精子,处于通奸情况下比夫妻之间做爱时要多。因此,按照性高潮曲线图来判断,女人如果没有专一的感觉,性高潮出现得最少,如果处于一夫一妻的关系中,性高潮出现得多一些,尤其是夫妻间获得的性高潮——尽管妇女在通奸时出现的性高潮是极易导致受孕的。

请大家记住,女人性交时出现性高潮的频率,跟她想要做爱的次数并不一定有联系。有些女人婚前比婚后更想做爱,而大多数妇女快到50岁时想要更多地做爱。不过,女人的性欲如何天天在变,终其一生都在变,这是另一个话题了,需要写几本书才行。男人的性欲一生中是如何变化的,可以这样俳句诗进行归纳:

23. 你没有获得性高潮;性高潮获得了你

三十五岁之前的岁月,

我的阴茎醒得比我早。

而如今,我的阴茎睡过了头。

精子的竞争、女性的服饰选择,还有女人性高潮的时机安排,其

精子来自男人
卵子来自女人
JINGZI LAIZI
NANREN
LUANZI LAIZI
NVREN
男女差异的真实原因

意义就在于，所有这一切都是在意识毫不知情的状况下发生的。这一切只是在发生。丈夫的精子可以大量增加，并且同情人的精子竞争，而丈夫全然不知另有情人存在。女性选择一款样式的衣服，是因为那天的感觉是这种方式，并非因为她们从理智上想要同一个陌生人做爱受孕，而那个陌生人是在她们排卵的那个特殊的晚上有可能碰到的人。我们大家都想弄清楚性高潮出现和不出现的原因，都试图多多少少对它进行控制。可是，性高潮真的不在我们的掌控之中。一提到基因生殖，我们觉得好像是有意识选择的东西，实际上很可能是我们的生物学在背后操纵的结果。

男人也有类似的问题，企图不要出现性高潮。男人那哺乳动物头脑中想的是：再多忍一会儿，好取悦他那性高潮捉摸不定的女人，以便维持他们之间的配对结合关系。男人那卑下的性高潮想的是：配对结合，赶快把精子送到那里面去。

雄性性高潮经历的岁月，远比两性之间亲密关系所见证的要久得多。雄性性高潮和雌性性高潮之间的紧张关系，跟雄性害怕担责任和雌性谨慎对待结局之间的紧张关系应该是对等的。

现在我们大家都明白了，为什么我们的种种本能认为它们比我们理智的大脑更聪明。本能经历的岁月更长一些。甚至壁虎都体验到了性吸引，壁虎的祖先所生活的环境形成了这类性吸引。壁虎尽力配对繁殖，却对自己的所作所为完全茫然不知。它们干事是因为它们需要干事，并不是因为已经考虑周全。我们的配对行为老早就发挥作用了，远在我们的大脑新皮层进行周密思考分析之前。我很不情愿告诉大家这些情况，我们卑劣的本能，所拥有的生存记录，远比我们那些高高在上的思想长久得多。我们的爬行脑（下丘脑），先确立了否决权,然后才安设了我们的大脑新皮层。

我有个朋友,正处于热恋之中,她是生物化学方面的天才。我这位朋友在各种各样的科学怪才测试中均成绩优异。她极其聪明,可以给你讲述她的一切科学发现而不使用一个通俗易懂的单词。可是,一谈到她的对象,她说事的方式就成了这样:"你瞧见过他怎么在三明治上放芥末吗?我是说芥末!他就那个样!"

那是我朋友的性高潮在说话。热恋中的天才们表现得就像低能儿,因为他们的鼻子已经嗅到了某个免疫系统的外激素,正好与他们自己的互补。他们的爬行脑已经确定,这就是"那一个",而他们的人类大脑新皮层,会尽想方设法对芥末就意味着浪漫的原因加以解释。一旦你的基因需要你繁殖后代,它们最不需要的就是你能清醒地思考。大脑新皮层是用来帮助你制订社交策略的,以便你能与那些你不想同他们生儿育女的人相处。假如你的鼻子告诉你,你的免疫系统跟那个乡下傻瓜的免疫系统完美互补,你的基因不想要你的大脑判断出,这样的事从社交的角度来看,意味着自取灭亡。从生物学的角度来看,爱情的功能就是让你变得热情似火、任性冲动、愚蠢麻木。爱情之所以感觉非常美妙的原因也就在于此。注意,蜥蜴是不会陷入热恋之中的,因为用不着,它们已经够愚蠢了。

女士们,记好了:热衷于获取权力吗?那是妻子寻求资源的策略。热衷于得到免疫系统吗?那是小老婆赢得基因的策略。

我们应该怎样来看待男人和女人的双重交配策略呢,就应该这样来看。我们性交,不是因为想要传播我们的基因。我们想要干事,是因为这样的行为会传播祖先的基因。女性并不是有意识地决定要为一个男人的财产制定策略,再为另一个男人的遗传基因物质制定

23. 你没有获得性高潮;性高潮获得了你

精子来自男人
卵子来自女人

JINGZI LAIZI
NANREN
LUANZI LAIZI
NVREN

男女差异的真实原因

策略。女性的感觉是由其生物要素建构起来的，目的是为最适宜的精液和最适宜的安乐窝制定策略。这两个为生殖确立的目标——为了产生后代与为了抚育后代——将为两种行为策略做出选择。假如一个男人同时集财产和基因于一身，那太好不过。假如两者不能兼备，想入非非的情况就出现了。

明白了我们性欲的来源，并不证明随心所欲来行事是正当的，这太可惜了。人们可以从生物学的角度来解释杀人犯的本能冲动是如何在自然选择中形成的，但这并不能证明杀人就是正当的。所以在繁衍后代方面，我们的祖先任何卓有成效的举动，都无法使其在道义上是正确的。

自然的东西并不意味着就是好的东西。疾病就是自然而然的。谋杀、强奸、说谎、通奸，这些都是非常自然的事，恋爱、怜悯、信任、忠贞，也同样如此。遗传基因与道德无关，它为了自己的利益，既生发出道德，又生发出不道德。选择还是选择。性欲依然为性欲。

谁在敲门？是掏阴沟的人来讨工钱。你那鸟一样的笨脑袋只是告诉你，先打开衣柜，然后再去开门。你那人类的大脑新皮层表示，抑制这样的本能，不要冒风险失去你宝贵的配对关系。

不受管束的自由基因等候在门口。你老公睾丸的大小表明，你们的一些女祖先在通奸方面卓有成效。男人和女人平均身材的比例表明，你们的一些男祖宗靠谋杀和羞辱别的男人而大获全胜。

你那迫在眉睫的性高潮在大声叫喊，这表明，水性杨花有时会有好结果。你心中汹涌澎湃、斗争激烈，这表明，忠贞不二有时也会有好结果。

你选择哪一样呢？

24.
为什么你的阴蒂难以找到

从来没有任何一个男人去找过诊治性功能的医生，悲伤地说："我从来都没有亢奋勃起过，我不晓得阴茎在哪里！"

那为什么女智人有隐藏的阴蒂呢？真的，它们藏得太好了，有些女智人甚至找不到自己的阴蒂在哪里。大自然干吗要使取悦女人的事情变得如此艰难呢？

想一想生物学方面的费解之谜吧。

阴茎和男性性高潮，两者在生殖方面都非常重要。阴茎很容易发现，男性性高潮很容易达到。

阴蒂和女性性高潮，如果两者在生殖方面不重要，那就不会得到进化。然而阴蒂却像尼斯湖的水怪，有各种传说，有几张模糊的照片，有一些具有奉献精神的业余研究者，他们宣称看见了水怪，但从根本上讲，你得信之则灵。而要获得女性的性高潮，就像试图迈向极乐世界一样。

这并不是因为将生殖器隐藏起来的主意不好。非洲绝大多数食肉动物都有阴茎和睾丸，都很小，都像贵重的珠宝一样藏了起来。生殖器总是保护在动物的下面，保护在背后，在这些地方才不会遭咬掉。

可是，在直立的智人身上的阴茎，却过分突出显眼，还有一簇阴

精子来自男人
卵子来自女人

JINGZI LAIZI
NANREN
LUANZI LAIZI
NVREN

男女差异的真实原因

毛引人注目,阴茎吊在那里的高度,正好让非洲鬣狗的牙齿咬得到。它像孔雀尾巴一样,似乎在尖声大叫:"食肉动物们,来呀,来呀!来把这个咬去!"为什么是男智人身上最敏感也最具生殖价值的那部分晾在外面随风摆动?

生物学给我们讲了原因:因为女人喜欢阴茎。女人的喜好成就了男人的阴茎,就跟雌孔雀的喜好成全了雄孔雀的尾羽是一回事。无论女性喜欢配偶身上的什么东西,都会持续得到形成和发展,用以取悦女性。

得啦,我愿意让女人获得性高潮。那为什么男人的喜好一点儿都没有使女人的阴蒂更突出显眼呢?我在设法吸引女人喜欢上我的时候,我并不想搞一次寻找复活节彩蛋的活动。为什么女人的事情就不能简单一点呢?

不要指望心理学会给出答案。男人对阴蒂一直都笨拙无能。人们普遍认为西格蒙德·弗洛伊德是位有深刻见解的人,他发明出了一整套理论来阐释阴道性高潮优于阴蒂性高潮的原因。我为弗洛伊德夫人感到遗憾。

也不要指望女人能做出回答。多年来我都在向妇女们提出这一问题,但从来都没有任何进展。我的女性朋友生气了,而在公共汽车上碰到女人就躲得远远的。搞科学调查可真不容易呀。我确实必须先做学术研究,然后才能懂得阴蒂是啥玩意儿、长在哪里、起什么作用。谢天谢地,幸亏有了《海蒂性学报告》。

这太不公平了。女人不必去查人体解剖图就能找到我的阴茎。而我在看过电影之后,吃过饭之后,装出一副我对脱口秀主持人奥普拉很在意之后,在打发完所有那些躺在沙发上的时间之后,我干吗还非得去远征探险,穿越一个唇状的迷宫?

只有女人才会有如此模糊的兴奋点,称之为"G点"。你知道为什么叫"G点"吗?因为你不得不从A点尝试到F点,又从H点到Z点,然后你才找得它。只要记住,大约在3英寸的地方,直挺挺地戳进去吧。也许这就是男人方向感绝佳的原因吧。对空间认知能力进行测试的结果显示,男人是靠抽象的地图进行思维,而女人则直接奔向明显的目标。

可以想象一头食腐动物在纽约城里到处觅食的情况:男人不得不(靠感觉)去找一个东西,这个东西藏在林肯隧道上方的一个窨井盖下面。男人找到后爬进去,找到另一个点,此点就隐藏在地下黑洞的顶上。女人则必须找到纽约著名的帝国大厦。准备好了吗?出发!

我看可以公正地说,这场比赛是受到阴谋操纵的。大自然显然不是一个男人。格拉芬贝格点(Grafeberg Spot,即G点——译注)是以一个男人的名字命名的。而我们这些男人应该将格拉芬贝格视为地下探险的哥伦布。

下次你同一个女人干事的时候,带上这本书作为指南吧。先把手指插进去,掌心朝上,随后做出挑逗的动作。受到刺激的G点感觉上就像海绵般松软而有弹性的核桃。G点就类似于男人的前列腺,每个女人都有。要在性交时刺激G点达到性高潮,如果女人在上面,双手放在脚跟后面,身子向后靠,这样做很有用(未满18岁,请不要读这一段)。

假如女性的快感对受孕和确保配对关系并不是至关重要的,那么,女人就不会进化出性高潮来。那又为什么不让男人轻易地发现它呢?将女性的快感按钮安放在一根长长的肉棒顶端吧,自豪地伸

精子来自男人
卵子来自女人

JINGZI LAIZI
NANREN
LUANZI LAIZI
NVREN

男女差异的真实原因

出来翘起,让所有的人都看得见!

行啦,我猜那就成了男人的阴茎,这主意纯粹是瞎凑合,不过,这却是大自然始终提供给雄性生殖器的典型设计。我知道有一种山魈,长着鲜红的阴茎,龟头是嫩黄色,阴囊是粉紫色。干吗不把雌性的阴唇弄成荧光闪闪的绿色呀?

黑长尾猴的阴茎是红色的,阴毛是白的,阴囊是蓝的。不用提白头鹫啦。黑长尾猴展示出的红、白、蓝诸色,大大超过了我们需要一个美洲吉祥物传达的信息。

我的性致一来,就硬梆梆地掩藏不住。女人的性致一来,从阴道里就迅速升起一面旗帜,上书:"一切就绪!"再不然就从她胯下发射出火箭来,你觉得好不好?

450 多年前的欧洲男人,在裤裆前面戴着装饰华丽的遮阴片大显身手。印地安人胡卢族武士,把脸面涂上灵长类动物阴囊所有的各种颜色:脸颊是嫩黄色,眼睛是红色,胡须是蓝色。在许多以打猎和采集食物为生的部落里,男人都在阴茎上戴着硕大的外套。新几内亚的酋长们都终身戴着竖立的"阴茎护套",很长,完全可以一直伸到胸口部位。酋长们以防万一,怕女人得不到暗示,于是就搞了阴茎检阅仪式。男人是免费提供这项服务的。少女少妇们怎么就从不那样做呢?

必须得承认,女性的确有一丛阴毛唤起别人对生殖区的注意。这就引起了男人的关注。啊,女人是多么善于吸引男人的关注呀:丰乳肥臀、皮肤柔嫩、天生会打扮、蝙蝠似的睫毛、引人注目的走路姿势。除此之外,其他的就不再清晰了。为什么女智人身体上的那么多部位都用来吸引男人的关注,却没有几个部位指引男人如何使她们获得快感和满足？

事实上，看看我们的进化史就可以明白，一个稳定的趋势是让阴道变得更深，这就要求阴茎更长，阴茎一长就越发喜欢更深的阴道，深陷的阴道不断地使阴茎加长。很快，阴茎一勃起就意味着扇一耳光，用你的阴茎。为什么阴道逃离了我们？阴道在设法钻入女人的大脑中去吗（这可以解释一些事情）？女人是想要生儿育女还是不想？女性解剖学上的藏猫猫游戏说明了什么？

为了提出怎样才能取悦女人的科学理论，你最不愿干的事就是去向女人提问题。传统上，那不是我们男性理论工作者采用的方式。如果你不明白其中的道理，那就去拍拍身旁离得最近的那个女人的肩膀说："对不起，你愿意以什么方式让你的阴蒂得到刺激？这是科学研究，请直观演示。"我预计，她不会为科学的进步作出贡献——只要从生物的角度来看，女性还需要着怯，她就不会作贡献。要想揭开女人的难解之谜，唯一你可以去请教的权威便是：一位业余的男性生物学者。

准备好啦？且听以下分解。

女性阴蒂在我们这些男人周围到处都是。别误会，我之所以这样说，并不是因为它完全适合所有别的由男人提出来的性学理论。我在这里是以生物学者的身份在说话。

阴蒂隐藏起来的作用，就是判定爱侣有多棒。

从女性基因的角度思考一下吧。假如阴蒂只是吊在外面，跟阴茎是一个类型，那别人就会轻易找到它并对其进行刺激。这样的话，就像阴茎一样，更容易让女人老是想要性交。然而，女性从身心上都塑造得较为苛刻挑剔。女人的快感是必须要去努力争取的东西。大自然让阴蒂难以发现，就能确保女性挑选到最有魅力的男子。

精子来自男人
卵子来自女人

JINGZI LAIZI
NANREN
LUANZI LAIZI
NVREN

男女差异的真实原因

首先，这有助于"性感儿子策略"。女人与最棒的爱人结合，生出的儿子就最善于取悦女人，长大后就会引诱更多的女人，遗传更多的出色的爱侣基因。女人选择配偶的时候，她们要考虑以后的女人。

其次，这有助于"配对关系策略"。性交的作用是繁衍后代，但性生活的作用却是抚育后代。排卵、阴蒂、女性情感这些隐藏之谜，都是用来诱使男智人一辈子养儿育女，保障供给的。如果女人难以引诱，该策略真的有助于男性进化出爱慕依恋之情和敏锐的直觉。

这便是女人更容易接受做爱前的爱抚撩拨，而不情愿性交的原因，也是男人抱怨女人总是在挑逗戏弄自己的原因。女性的情感是用来测试男性取悦女人的能力，以及他是否愿意在孩子身上投入精力、亲和力和强力的护卫。女人需要看到自己的男人发挥作用，需要看到一点亲和力，需要看到杀手表现出本能冲动但却不会造成伤害。这是一种苛求，因为轻而易举就达到性高潮不会让女人得到任何收获。女人的肉体需要测试男人是不是拥有取悦女人的优良基因，是不是拥有为人之父的优良基因。说到底，这些不是男人的职责和作用吗？

阴茎的原理易于把握：阴茎存放了大量精液，所以女人喜欢它们。因而，为了变得大一些，为了便于发现，阴茎就一直要承受压力，面对挑选。

阴蒂的原理要求我们探究得稍微深入一些：阴蒂引发性高潮，把大量的精子拉扯到珍稀的卵子面前。宝贵的卵子总是饶有兴致地让大量精子为了它们而竞争。因此，为了保持隐藏和娇小，为了给男性带来挑战，阴蒂也一直要承受压力，面对选择。

瞧瞧就在近旁勃起的阴茎吧。如果你是一位育龄妇女，也许身边就有一根。这一点并不深奥，对不对？男性的目的搞复杂了，其复杂程度依女性而定。孩提时期漫长的话，卵子制造者总是显得较为难以捉摸一些，这是大自然的利益之所在。女性处于神秘状态，不断选择，不断向更敏感、更能为人父的男性施加压力，就能驱使男性加倍努力。

平庸的女人不性感，神秘的女人才性感。这便是女人让男人变得疯狂的原因，既以合适的方式，又以糟糕的方式。能够轻易"判断出来"，这不符合卵子制造者的利益。阴蒂和女性的心理状况是有意不让人接近的，只是带点挑逗，因此，男人要在性生活中结合，满怀希望地坠入情网，厮守相伴抚育后代。在我们人类这个物种里面，女性的选择权导致了进化，进化出了男人对女人情感的敏锐直觉。

女士们，你们嗤之以鼻？你们宁愿跟一头雄狒狒交媾？雄狒狒可不会花所有的时间去"判断雌性"。它们宁可打架，而不愿为人之父。仅仅是男智人心领神会的技巧达不到女性的标准这一点，并不表示他们在征服女性方面不如雄狒狒。很多男智人在其配偶怀孕期间也增加了体重，有些男人还经历了可怕的分娩阵痛收缩，甚至晨吐之类妊娠早期反应。女士们，这类女性化的行为，是由你们的配偶选择活动进化而来的。

女智人有权抉择的时候，不按门铃，无人能进入她的宫殿。女智人能够达到快感的顶峰这一点就向我们表明，在更新世的热带大草原上，女人的选择有多么重要。另外还有大量的证据：阴茎的大小显得很不方便，男女的身材只有适度的差异，男人的犬齿很小，男女大脑相似，男人与配偶和儿女形成的紧密联系——所有这些都证实了

精子来自男人
卵子来自女人

JINGZI LAIZI
NANREN
LUANZI LAIZI
NVREN

男女差异的真实原因

女性选择带来的进化动力。在原始人类中，讨好献殷勤的数量，远比强抢诱拐多得多，风流浪漫远比强奸硬干更普遍。父亲的人数大大超过流浪汉。对人类进化至关重要的是，男人将女人带到了快乐之巅；对进化出仁爱男性至关重要的是，女人选择了较少暴力、更有母性倾向的男性。

热情似火的性表现，和睦安宁的生活，浪漫的爱情。我们将所有这一切都归功于阴蒂，归功于隐藏的排卵过程，归功于女性情感的复杂性。

情况就是如此，我们这些男性被牢牢地套住了，摆脱不掉。

不过，还有更深奥的秘密：为什么阴蒂一词还有复数形式？在哪种情况下需要说："好吧，女士们，我们来把这些个阴蒂像这样激一下。"假如是女人发明了复数，为什么我从没有听到她们说过？如果是一个男人发明了这个复数，那他是怎样发明的，他传授过经验吗？我倒是愿意讲一讲多个阴蒂的情况。

有很多语言之谜都跟各种性行为有关。乔治·卡林是我的同道，也是一位业余的生物学家，他介绍了其中的一个谜。我参加了他在我们学校作的报告。卡林在对人类学和词典编纂进行了几十年的研究之后，他准备就男人在谈到手淫时的各种俚语列表加以说明。卡林讲呀讲，下面的听众以科学的态度专心致志地听着。卡林讲了20分钟后停了下来。

接着，卡林列出了女人在手淫方面的俚语说法，只有区区两个。其中一个就是"煲汤"（making soup）。卡林明确地告诉我们，这是经过充分研究得出的结论，而且他还宣称，假设有人知道第三个女人手淫的俚语说法，那就敬请告诉他。

为何男人有上千种俚语说法来谈论怎样揉搓小鸡鸡，而女人仅有两个词语来讲述如何熬心灵鸡汤呢？这跟女人怕羞而男人爱炫耀有关系吗？

这就需要更加深入细致的分析啦。尼采曾竭力表现出一副愤世嫉俗的样子，他说："对女人而言，男人就是手段，孩子才是目的。"当然了，尼采也不过是说说而已。他最终因染梅毒而患上了精神病，而他可能是在妓院里染上梅毒的，当时他正雄赳赳地进行隐姓埋名的性交。交媾是手段，目的还是孩子。

那么，像尼采这样高傲的哲学家当时在一家妓院干吗呢？女人怎么会在性交过程中没有给他带来好处呢？

精子来自男人
卵子来自女人

JINGZI LAIZI
NANREN
LUANZI LAIZI
NVREN

男女差异的真实原因

25.
企鹅的生存策略

男性原始人造成这样的事实，他们不怀孕，只是产生出大量精子，以对自己有利；女性原始人造成这样的事实，男性拼命争夺她们那珍贵的卵子，以对女性有利。

如果你有子宫和乳房，那是不利于竞争的。可如果精子不值一提，卵子异常珍贵，而你又是拥有卵子的人，那就有利于竞争。女性有其弱点，但也有讨价还价的筹码。

看看企鹅性交易的情况吧。雄性的阿德利企鹅性交时用石头来当嫖资。你别笑。想想看，要是企鹅看到女智人通过性交易来换得几片彩色纸张，它会怎么想?

石头是阿德利企鹅的贵重货币。它们在泥淖中交配。这听起来似乎很性感迷人，可要养育幼雏就很糟糕了。石头稀少珍贵，但雌企鹅需要石头来垒一个干燥的高台筑窝。我们大家都心知肚明，如果有一种资源是雌性需要的，雄性会去干什么。雄性会打斗争抢石头，去偷石头，储藏石头，展示炫耀石头。雌性于是跟能够很好地提供石头的雄性企鹅配对结合。身为丈夫的企鹅离开窝去干活时，它是去找石头回家修窝。这肯定是企鹅进化成目前这个样子的原因，它们看上去都像身着西装革履去上班的绅士一样。

可有些时候,亲爱的丈夫一不留神,妻子就会溜出窝去,以古老的方式去多找一些石头回来。妻子大摇大摆地以企鹅才有的步伐迈向单身企鹅的石头窝。单身企鹅是位典型的单身汉,它那石头垒成的家,与其说是个窝,不如说是一堆石头。雌企鹅歪着头,姿势非常合乎标准,两眼斜视,暗送秋波,卖弄风骚。那位单身汉要是色迷迷地呆望着,雌企鹅就会悠然跳上石头堆去,仰面朝天躺下,摊开身子。生物学家已经收集到了足够多的资料,进行了大量的测算,最终确定,这就是怂恿性交的举动。单身汉送出石头,雌企鹅得到一块。雌企鹅从嫖客家中带走石头,摇摇摆摆回到家。丈夫干完活回到家,似乎根本觉察不到妻子有什么异样。幸运的是,企鹅的脸部表情没有多少变化。

20世纪80年代,欧洲的"全国性态度和生活方法调查报告"对英国人和法国人作了问卷调查,其内容是每个人一生中有多少异性伴侣。在英国,男人平均有10个,而女人有3个半;在法国,男人平均有11个,女人也是3个半。这个统计数字不正确,因为每次异性交媾,男女双方彼此都需要对方,所以平均数应该是一样的。可是,有1%的男人宣称性伴侣有100多。是不是有人在说谎?

欧洲的调查没有把卖淫的情况算进去。在美国,5000名妇女中有一人是妓女。妓女们每年平均的接客量约有600人。这就是说,在美国,每一万名妇女中,就有两人跟大多数寻花问柳的嫖客性交过。将美国卖淫的调查数字同欧洲的数据合起来计算,男女性伴侣的平均数就变得极其接近均等,真不可思议。大多数妇女一生中有3个多一点的性伙伴。这是我们得出的结论? 大部分唐璜似的淫贼,尽管宣称自己征服了 100 多个女人，但都是付费的。

精子来自男人
卵子来自女人

JINGZI LAIZI
NANREN
LUANZI LAIZI
NVREN

男女差异的真实原因

　　不管在哪种文化中，男智人在肉体交易方面付出的费用，远比女性多得多。统计资料显示，极少数为性关系付费的女性，其特点就是要求与对方建立更深的关系。调查表明，她们要求交谈得更多一些，厮守的时间更长一些，彼此的私生活了解得更深入一些，搂抱得更频繁一些。我采访过一名男妓，他说自己弄不清楚，为什么许多女人付了好几百美元，仅仅是为了让人听她倾述——伙计，你信吗？然而，男人给妓女嫖资为的是不要聊天。不论你是生产珍贵卵子的人，还是产生大量精子的人，自然选择都会相对应地安排你的性欲。

　　一般说来，尽管不是绝对的，女性能把性关系和情感分开的不多。而男性，一般说来，也尽管不是绝对的，既能享受含有情感的性关系，又能享受毫无交流的交媾。

　　虽然我们应该牢记，有些男人说，在与不知名的人发生性关系后，有孤寂的感受，但许多男人还是说，带有情感的性关系和不带情感的性关系是两种不一样的、互不相关的体验。

　　尽管有些女人说，很喜欢和陌生人发生性关系，但更多的女人觉得，与不知名的人发生性关系后，有"很肮脏"和"用旧货"的感觉。

　　女士们，请记住，男人与不知名的女人发生性关系后，可以毫无感觉，那是因为他的精子不值钱。大自然让女人在性行为方面带有深厚的情感，那是因为她们的卵子非常珍贵。女性的情感是用来保护卵子的。男性的情感则是用来散播自由精子的。

　　哎呀，不得了！不过用不着担心。大自然早就让男人遭受了强烈的感情折磨,其目的也是为了保护他们的生殖兴趣。

25. 企鹅的生存策略

精子来自男人
卵子来自女人

JINGZI LAIZI
NANREN
LUANZI LAIZI
NVREN

男女差异的真实原因

26.
性自由引发战争

　　加利福尼亚州有帮家伙，不赞成一夫一妻，行为放纵，我过去就是他们中的一员。老布什总统把我们称之为"热水浴盆一伙"。我当时有自己的理想。性爱应该自由。性关系应当是非专属的。独占的激情是自相矛盾。我们的色情乌托邦后来烟消云散了，随之散去的还有黑猩猩骚动时的尖叫和撕扯毛发。在此之前，我一直过着肆无忌惮的生活，像一个大猩猩头领。我那时甚至还是个素食主义者。

　　我当时有个主要交往对象。我同其他女人上床睡觉，也得到了我女朋友的认可。事实上，作为我最亲密的知己，她很想听到所有我与别人交媾的亲密细节。可我却把我们俩之间的亲密细节先透露给了另一个女人，直到这时，她才在我厨房里大大表现了一番，死命地摔打我的玻璃器具，发出各种尖叫，恐怕只有激怒了的母猩猩才会发出那样的尖叫声。

　　我轻蔑地不屑一顾。她的问题在哪里？伙计，她不晓得占有欲是原始未开化的表现？可以肯定，她并不认为性关系应该受到限制，但却认定，她应当赢得我的信任。

　　说来说去，我的女朋友同我的许多男性朋友之间也有亲密友谊，我不也认可了吗？我爱她，因此我当然对她能获得更多性爱是持开放态度的。我并不在乎她是否透露了我们之间的性爱细节。她想怎么吹嘘我的床上功夫如何了得就尽管吹好了！我们这些理想主义者有责任增进和平与和谐的局面，而我的那些男性朋友也不应该排除在外。

直到有一天，她同我的一位男性朋友上了床，我才有了怒不可遏的冲动，要想用大棒敲碎我那嬉皮士朋友的脑袋。我一分钟都等不得了，便同我的情敌在他家前面的草坪上大打出手。我像大猩猩一样亮出犬牙，鼓起胸脯。我们大声吼叫，相互推搡，捶胸顿足，接着紧紧拽住对方的马尾辫。这是新时代男人之间的一场冲突，由敏感和神经质引发。

我们整个"热水浴盆部落"均本能地将我们的理想从和平与友爱转向了战争与仇恨。淫秽下流的隐秘得到了最大限度地暴露。女嬉皮士们互相抓住脖子上的珠子项链，想把对方勒死。一个家伙跟另一个女人有个私生子，由于母性的本能，他的头上挨了一击。

性和性爱并不是宇宙用来让我们快活的免费礼物。性和性爱是代价高昂的责任，这是在更新世的热带大草原上确立起来的。而我们身上的各种腺体里装的是一触即发的激素饵雷，只要有人增强了或威胁到了我们的生殖利益，它们就会爆发。童年期漫长的类人猿，天生就对占有自己的配偶感兴趣。如果你对某人毫不在乎，你就对其不闻不问；如果你爱恋某人，你就要设法将其占有。

我们说话时选用的词语掩盖了我们的真实感情："我"老公，"我"老婆，"我的"孩子。我的基因遗传的兴趣跟我的一样。性爱不自由。性爱非常奢侈。

在古代，嫉妒心强的男性比宽宏大量的男性生育的子女要多一

精子来自男人
卵子来自女人

JINGZI LAIZI
NANREN
LUANZI LAIZI
NVREN

男女差异的真实原因

些。在我们这个物种里,有些男性痛恨自己被戴绿帽子,把跟自己的配偶性交的其他男子杀掉,而有些男性则跟接受了其他男人精子的配偶相安无事,前者传递给后代的基因就比后者多。说到类人猿,嫉妒心不是引起警觉,就是带来暴力。

假如这种情况在我们这个物种里面并非总是如此,那么,男人和女人的身材就不会有多大差异,男人便不会生来就野心勃勃,女人也不会进化出对野心的吸引力,世界上最普遍形式的凶杀,也不会只是对男性自尊心微不足道的损伤。男性荣誉公开受到羞辱,就意味着身份地位的下降,而生活在更新世的男人就是靠身份地位获得性交机会。对男人来说,宁可采用致人于死地的暴力,也不愿接受耻辱。马文·沃尔夫冈曾在费城采访了已经定罪的杀人犯,这些杀人犯的动机可分为 12 种。沃尔夫冈报道说,差不多有 40% 的凶杀起因于"相对而言无关痛痒的争斗口角:侮辱、咒骂、推挤,等等"。

要理解你那史前的穴居野人。他的脑袋朝任何不知名的臀部扭过去的时候,他一想到有人对他的男子气概加以侮辱而大动肝火的时候,那是他的灵长类动物的大脑在说话,他回忆起了妻妾成群的日子,当时,不知名的屁股和男性的等级层次与生死相关。只有在现代社会,自尊和乱交(我很喜欢看的一部小说,具有简·奥斯汀的风格)似乎才显得愚蠢。我们的先祖从海洋里爬出来,甩掉了身上的鳍,随后又学会了讨论去什么地方聚会喝咖啡。早在这一切发生之前,自尊和乱交就是聪明雄性的繁殖策略。我们人类崭新的大脑新皮层,是晚近才在社交和语言活动中形成的,它只不过是在我们古老的爬行脑上覆盖了厚厚一层。大脑新皮层的目的,是抑制我们在社会背景下有长远打算的种种本能冲动。更何况,理性的要义就是为本能冲动服务。没有本能冲动,理性便失去了重要性。

史蒂夫·巴尔默是微软公司的总裁。过去有部描写他的电影在网上流传。电影中巴尔默正在对下属训话,片名为《猴孩》。由于我们本能地嫉妒地位比我们高的人,所以我们都爱羞辱富人和名人,那我们就捉弄捉弄巴利(巴尔默的昵称)这个老家伙吧。你读巴尔默的讲话稿时,你仿佛听到一位企业家在激励员工,要遵循微软的理想,勤奋刻苦,勇于创新。可你看电影时,没有声音,只见一只猿猴首领在表演。巴尔默在台上转来转去,手臂乱舞,挤眉弄眼,怪相百出,分明是一只猴子。巴尔默的大脑新皮层是负责语言和分析的,正在发出鼓舞人心的演讲。他的肢体语言是由灵长类动物的大脑边缘系统控制的,正在表达的意思却是:"我是男首领!我想干哪个女人就上哪一个!呼!呼!呼!啊!啊!啊!"片中有几处地方,他似乎正在抛掷看不见的屎团。

我敢保证,我绝不会那样做。我曾用完善而博学的论据证明了为什么我有资格拥有多名性伴侣,而我的女朋友除了跟我之外,必须保持纯洁。并不是因为我妒嫉我们的穆恩格洛同志本人,而是因为,他没有事先告诉我交媾的事。不告诉我,从海德格尔的存在主义哲学角度来讲,这样的行为就跟说谎欺骗是一回事。正是这种错综复杂的哲学立场,需要男人硕大的头脑去理解。我建议我的女友去读一读法国哲学家福柯的著作。我的女友说我在不停绕圈子也好,把叉子舞得跟热带雨林中的叶片一样也罢,她的说法都没有道出某种深远的原始本能正在向我口授我的哲学。穆恩格洛背叛了意识形态,这就是问题之所在。理性的做法就是,拿一块大石头敲破穆恩格洛的脑壳,让我的女人穿上阿拉伯妇女的扎染长袍,只露出双眼……

精子来自男人
卵子来自女人

JINGZI LAIZI
NANREN
LUANZI LAIZI
NVREN

男女差异的真实原因

嘿。这样做是为了保护她！她为啥就不懂呢？

在美洲的狨猴中，到处乱搞的公猴生出的小猴，存活下来的数量，比坚守一夫一妻单配制的公猴生下的要多。可是，跟这些下流坏乱搞的母猴，生下的小猴，存活下来的数量，却比只跟性情专一的公猴交配的母猴生下的要少。这就揭示出了雌雄之间利益的紧张关系。即使漫长的幼年期使男女行为变得更为相似，一夫多妻也永远更适合精子产生者的基因，而一夫一妻也始终更适合子宫拥有者的基因（除非是她想要偷偷搞进一些坏男孩的基因）。

在许多允许男人拥有众多妻妾的社会里面，一夫多妻婚姻所生的孩子，较之一夫一妻婚姻所生的孩子，成活的可能性要小一些。而小老婆所生的孩子，较之大老婆所生的孩子，成活下来的又要少一些。然而，妻妾成群的男人，大体上都有较多的儿女。妻妾成群，从生殖的角度来看，对男人有益。当个小老婆，对女人无益。更不用说妻妾之间并不能总是相处融洽，一夫多妻制社会中的大多数离婚，均起因于妻妾之间的争风吃醋（因为妻妾成群的男人，从他们的自述来看，都是完美无缺的圣人）。

在特殊情况下，几个女人可以幸福地共有一个富有的老公，彼此之间还可成为知己。共有一个老公，从生殖的角度来讲，只有在下述的情况下才有益于女人，那便是，男人的财富与妻妾的数量之比很低——这意思是说，男人的财富足以供养20位妻妾及家庭，但却只有10个妻妾。这些女人——无论她们是摩门教徒、巴基斯坦人，还是阿留申人——常常团结起来，把男首领指挥得团团转。她们形成统一战线，半点互相嫉妒的迹象都看不到。还是人类学家劳拉·贝齐格问得最好，她直白地询问女人们：你们愿意选哪一头，当约翰·F.肯尼迪的第三个老婆还是小丑博佐的大老婆？

不过，我们这些男人虽一文不名，也是能娶小老婆的。阿拉伯农夫们，你们那个西方女人占有欲极强，看到你睡她的妹妹，显得如此小肚鸡肠，你们对她感到厌烦了吗？有思想较为开放的社会，在那些社会里，我们这些穷光蛋也能使我们全部的白日梦变为现实。在那些地方，几个适龄裸体女人自愿共享一个男人的生殖器，并且为他烧饭做菜。如果你想要生活在女人可以把你的阳具推荐给自己的朋友那种地方，那你就去会染上大量致命疾病的地方。要过色情影星那样的生活，你所要做的，就是一丝不挂行走在非洲采采蝇群中，在生病的孩子拉屎和死亡的河沟里打水喝。你要是成年后没有变成畸形残疾，没有长出奇形怪状的疮疖，没有倒地暴毙，你就可以滥交！

在疾病肆虐的社会里，女人有时更情愿一夫多妻，因为她们宁愿分享最健康的男人，而不愿独占最忠实的男性。要激发女人的性欲，什么也比不上精力充沛的免疫系统。跟着我再重复一遍：在有大量寄生者的父系社会中，强有力的家长就有机会实施一夫多妻。呀！

精子来自男人
卵子来自女人

JINGZI LAIZI
NANREN
LUANZI LAIZI
NVREN

男女差异的真实原因

27.

我们妒忌的原因

我原以为，放荡不羁的生活方式会让我尽享拜伦笔下的唐璜享有的爱情生活。不曾想，给我带来的却是《粉红豹》中糊涂大侦探克劳塞的爱情生活。我当时的女友是凯托，她肆意用感情功夫来向我发动进攻。想象一下色情电影中的吉姆·凯里吧，那就是我过的日子。假如拍一部我的荒唐岁月的影片，就会以"阿呆与阿瓜"为模板，而我还要身兼两角。我不得不经受同样的侮辱、同样的肉体痛苦、同样多的番茄酱砸在我脸上。

花心的男人，有一半以上说自己的婚姻是"幸福的"。男人不忠，并非是婚姻出现了问题。胡搞乱来让人快活呀！ 40 岁至 60 岁的男人最富有，也最容易寻花问柳。最有德行的男人，之所以有操守，只是没有机会罢了。

乱搞的女人，绝大部分说自己的婚姻是"不幸福的"，并有 3/4 的女人说，她们之所以红杏出墙，是因为正在寻找能长期厮守的人。这话我听起来就像是她们正处于过渡期，最终目的是找到更佳的配偶。

我有一个女性朋友，有一次她对我讲，我们两人都认识的一个家伙到处睡女人，显然是因为那家伙对自己到底有多大魅力没有把握。

我强忍住了没有笑出来。我太了解那家伙到处乱搞的原因啦：因为妙不可言！女人四处跟人上床，是因为自我感觉不太良好。男人自我感觉极佳的时候才更容易私通苟合。

科学杂志上所有的调查研究都可以简单归纳如下：男人较易乱搞，是因为好色。女人较易出轨，是因为感觉没人爱。男人需要爱慕崇拜，女人需要怜香惜玉。女人性交，是为了让人爱。男人则爱性交。

不过，有不忠的情况出现，男人和女人都有什么样的感觉呢？大卫·巴斯分别在男人和女人身上贴上电极片，要他们想象牵涉到自己配偶的各种越轨行为，然后测量他们出汗、皱眉、心跳的情况。

想象一下你的配偶同送报人奸合的状况。想象一下你的配偶与同事去秘密野餐，时间长达两年之久，却从没有野合过的状况。想象一下你的配偶有过一夜情，但再也没有看到过那个人的状况。想象一下你的配偶买了一些贵重的珠宝送亲密的朋友，而你从未见过那人——而且你心里清楚，你的配偶不喜欢购物的状况。

巴斯用清晰易懂的专业术语解释了男女之间的种种差别："皮肤的电导系数增加了 1.4 微西门子。""额头皱眉肌上的电极……[显示] 7.75 微伏收缩单位。"

这些科学家呀，总喜欢搞些玄乎的东西。巴斯要说的不过是：男人和女人在不同的情况下，出汗和皱眉的频率是不一样的。比较一下面试前后身体的反应，就可以清楚了。

情感依恋与性爱不忠两相比较，女人在情感依恋上更容易产生妒忌，而男人则在性爱不忠方面表现出更多的嫉妒。女人担心配偶有不正当的性关系，是怕在乱搞中可能产生感情。男人担心配偶对男性形成情感依恋，是怕有了感情，就可能发生不正当关系。一想到

精子来自男人
卵子来自女人

JINGZI LAIZI
NANREN
LUANZI LAIZI
NVREN

男女差异的真实原因

自己那口子的风流韵事，女人更有可能感到的是羞辱和被抛弃，男人则更有可能觉得羞辱和愤怒。最极端的生理反应出现在——这时，曲线图上跳动的指针令人恐怖地高高扬起——男人想到自己那口子正与别的男人火辣辣地发生性行为时。

原因何在？这是因为当父亲的不敢确定孩子是不是他的，当妈的无法保证自己的男人是不是把所有的财产都会用到自己的孩子身上。

个中原因就在于，你身上钻出了宝宝，你敢保证孩子身上有你的遗传基因。别人身上掉下了宝宝，你就不敢保证孩子身上有你的遗传基因。从保护生殖利益的角度来看，无子宫的人和有子宫的人分别进化出了不一样的情感。女人的妒忌是为了保卫财产资源，男人的嫉妒是为了守护子宫。

男女之间的这些不同倾向，只有统计学上的真实性，并非是普遍事实。在许多文化中，可以发现，面对一夜情和跟小秘偷偷外出野餐的情况，女人更感忧心的是前者，而男人对妻子与送报人乱搞，并不怎么害怕，只要妻子还爱自己。历经千万年的雌雄淘汰已经确保男女之间的行为差异就类似于身材高低的差异。有些女人长得高，有些男人个子矮。不过，根据统计，比较各种文化的情况，压倒性的趋势还是男人高一些，女人矮一些。

很多雄黑猩猩会为肌肉最松弛、皱纹最多的雌猩猩采坚果。但年龄对女智人来说却是残酷的，因为我们的脑袋太大了，不容易生出来。这就是说，妊娠的风险随着年龄而增长，也就意味着，我们的眼睛得到了进化，能在女人的生殖能力中看到美丽，而年轻就是生殖力的标志。既然产生精液的风险，比怀孩子到足月再分娩要小得多得多,那么,男人的生殖力就要保持得长久得多,而我们的眼睛也没有进化到这种地步,将中年男子看成是没有吸引力的。事实上,我们称中年男人是"出人头地的",意思是说,男人随着年纪的增长,更有可能从人群中脱颖而出。男人唯一使自己"出人头地"的是男性失败者,就像搞书评一样。大部分男人花了一生的时间去追求成功,突然之间,他们那残败的躯体受到青睐,于是,乘前列腺还没有肥大之际,他们开始尽其所能赶快乱搞。

其实,越没人追你,你越好色。男孩 16 岁时备受欲火的煎熬,可绝大多数女人并不想要他们来当丈夫和父亲。40 岁的女人也备受欲火煎熬,但男人更看好 20 岁的姑娘,而这些年轻女人,大多数还没有学会如何达到性高潮。大自然让我们在无人看好的时间却欲火中烧。

更新世时期,男人如果喜欢 20~40 岁的女人,生的孩子就多一些。年轻女人生育的岁月较长,生出健康宝宝的机会更大。更新世时期,女人如果喜欢 20~40 岁的男人,就可以抚育较多的孩子。更新世时期一个活到 45 岁的男人,比起可能不会有任何出息的年轻傻瓜,更容易在部落中获得权力和尊重。许多研究进化的生物学家,将夫妻间的平均年龄差异——大致为 4.5 岁——看成是男女间利益的妥协。但很多人远远超出了这个平均数。超出平均数的人中,绝大多数是漂亮的女人和富有的男人。

行为学者卡尔·格拉默调查了德国的一个交友服务机构,涉及到 1000 多个男人和 1500 多个女人。结果发现,男人的收入越多,想找的女人年龄就越小,收入的多少与年纪的大小是相对应的。包里的钱越多,姑娘的年龄就越小。

精子来自男人
卵子来自女人

JINGZI LAIZI
NANREN
LUANZI LAIZI
NVREN

男女差异的真实原因

众多男女同性恋者处理爱情生活的方式，揭示出了男人和女人真正想要什么。我所认识的女同性恋者有个玩笑话："第一次约会，喝咖啡。第二次约会，搬家公司来搬家。"互相之间很快就托付给对方了，比男人上二垒还要迅速。男同性恋者也有一个玩笑话："第一次约会，性交。第二次约会，互通姓名。"还有一个更妙："第二次约会？干嘛呀？"我认识的男同性恋者，如果有陌生人搭他们的车时问他们的姓名，他们一般都这样回应："你想交谈还是性交？"他们苟合发生的速度，比他们开车回家的速度还要快。我看这样的行为方式对女人不起作用。

当然，许多男同性恋者处于相互托付的关系，也有些女同性恋者随意乱交。不过，在艾滋病出现之前，对旧金山的男同性恋者进行过研究的金赛报告表明，75%的男同性恋者有100多个性伙伴，而余下的25%竟达1000多个。可是，绝大多数的女同性恋者都声称，一生中的性伴侣不到10个。

异性间的求爱与婚姻，象征着男女欲望的妥协。女人性交后就屈服了，男人结婚后就投降了。投降屈服是在冒险，我们只想屈服于所信赖之人。这就是女同性恋者要得到全部的承诺，而男同性恋者要得到所有的性交的原因。

研究结果表明，在美国，看一个男人财力如何，最好的方法就是衡量他妻子的迷人程度，而衡量一个女人的迷人程度，最好的方法就是看他老公的财力如何。

男人越有钱，就越有底气去要求年轻貌美。女人越漂亮，就越有资本去要求财富地位。我们这些旁观者，只能望着富翁靓女心想事成，当看娱乐节目一样来消遣。在婚姻是由父母之命、媒妁之言来决定、妇女戴面纱以保护男人不被她们迷倒的社会中，如巴基斯坦这类国家，电视剧《达拉斯》大受欢迎。我最近查了一下，《护滩使者》一剧的观众达 10 亿之多。查的结果还表明，资产阶级的审慎魅力仅有 9 名观众，全都住在伯克利。如果大多数人无法说清楚影片名中半数的词语，那就不是适合主流人群观看的影片。护滩使者和圣经这两个名称，都竭力渲染男女两性和身份地位，以此来吸引人，比较一下，你就可以意识到，人类的某些喜好是具有普遍性的。

男人为性感和健康所吸引，女人为身份和财富所吸引。两者均追求聪明才智、善解人意、富有阔绰。两者均追求良好的幽默感。他们需要这个。

女人随着年龄的增长，不断地降低择偶的标准。男人随着财富的增多，不断地抬高择偶的标准。我们结婚了，是因为选择余地不多啦。假使我们得不到能养儿育女的肉体，或功成名就的资历，我们就满足于平和友善的个性品质。我们中的大部分人是经历了三四次选择才结婚的。

"在世界上的每一种文化中……人们都把性看成是女人向男人提供的服务。在每一种文化中，男人比女人的妒忌猜疑都要厉害得多。全世界的男人激起性欲的速度，都比女人来得快，而每一种文化中的男人，都比女人更容易由视觉刺激引发情欲。普遍的情况是，丈夫通常都比妻子年纪大，男人一般都比女人大胆放肆一些。世界上的每一种文化中，人们都把适婚性看成是女人吸引男人的主要特征，把身份地位看成是男人吸引女人的主要品质。"

——詹姆斯·莱特，1997.《科学、理智、人类学：理性调查的原

则》。拉纳姆，马里兰：罗曼和利特菲尔德

精子来自男人
卵子来自女人

**JINGZI LAIZI
NANREN
LUANZI LAIZI
NVREN**

男女差异的真实原因

根据从约会游戏中收获的基因回报来判断，大自然宠爱我们的顺序如下：最受宠的是身份地位高的男人，其次受宠的是漂亮的年轻女人，再次一等的是不那么迷人的年长女人，而所有人中最不受宠的是身份地位低下的男人——比如说编辑（对，我在说你们呢，红笔武士们）。

80%的公海象都没有繁殖过后代，不过，一头功成名就的公海象就可以拥有90多个子嗣。尽管60%的母海象还没长大就夭折了，但那些能活到成年的母海象全都有子女。生得最多的有10个儿女之多。

几乎在所有的物种里面，大自然都已经安排妥当，让大部分雌性把基因传给后代，与此同时，却让大部分雄性受尽煎熬而死，只有极少的雄性精华，霸占着众多雌性。无论雌性中为了竞争配对关系的赌注有多高，雄性中的赌注都要高得多，这便是雄性为了达到交配目的，不惜拼个你死我活的原因。

没有配偶的男人比没有配偶的女人多。离婚后再婚、并有更多儿女的男人比女人多。死得轰轰烈烈的男人比女人多。

青春易逝，地位长存——至少可以持续到更年轻的猿猴取代你为止。睾丸激素充盈的少壮派小青年，老想让年长的首领威风扫地。当头领的人既有支持者也有仇敌，但没有什么朋友。即便是很长的幼年期要求有很长的配对关系，这可缓和雄性间的恶意，但几乎所有物种里的精子制造者都是生来要为子宫进行争斗的。

年龄对女人是不公平的。地位对男人是不公平的。可所有的女人都年轻过，而大部分女人将基因遗传给了下一代。极少的男人能获得权势,有权势的男人很多都能遗传额外的基因,而许多无权无势的男人什么都没有遗传。

生命原动力这场戏,不光是在世界各处轰轰烈烈地上演,也在你内心上演得热火朝天。

27. 我们妒忌的原因

精子来自男人
卵子来自女人

JINGZI LAIZI
NANREN
LUANZI LAIZI
NVREN

男女差异的真实原因

28.
为何你受到折磨

也许你正处于一夫一妻的配对关系之中，可你依然觉得受到了遭禁之人的诱惑。也许你是单身一人，并到处同人上床，可仍然渴求真正的爱情。我们一旦选择了生殖策略，为什么别的策略不消失呢？为什么做人就得遭罪？

我们的重大问题就在于，原始人类的等级，一代代是不固定的。没人愿意成为最底层的类人猿，因此，部落的阶级结构就经历了剧变。地位低下的人生的孩子，可以奋起造反并获得特权高位。地位高的人同地位低的人生下了孩子。我想你明白了这个问题。专一和乱搞这两种相反的生育策略并没有分离出两个单独的物种：滥交人和单配人。这就导致了一切智人都有的、隐秘的、具有精神分裂症特点的性特征。

是的，我们祖先的性交活动，多得足以将所有高尚的基因和下流的基因混合在我们每个人身上。也就是说，我们每个人都对自我受压抑的一面持对抗态度，这是一种原动力，使大量医师有事可干、忙个不停。忠贞的妻子对挑逗自己丈夫的荡妇恨之入骨。地位低下的小老婆，对自命清高的假正经女人恨之入骨，因为她们有个地位高的爸爸，又能找到地位高的男人。然而，小老婆总想扶正，而当妻子的总希望更放荡一点，能得到野性十足的放荡基因。丈夫跟妻子的意见一致，认为那些风骚放荡的骚女人不值得尊重，可当丈夫的其实也想跟那些女人上床干事。而如果没有投入的表示，甚至野女人也不愿跟当丈夫的发生关系，这种情况真的令当妻子的感到恼火。我从前一直是个随心所欲的单身汉，鄙视那些把自己拴在某个悍妇身上的绅士——老兄，没有哪个女人管得了我——可是，随着我逐渐老去，我在抽泣中入睡，梦见了子孙后代，梦见了温柔的老婆来照顾我。

如果我们能找到一个仇敌，可以体现我们的深层心愿，那就能将这些心愿处理得更好。幸运的是，我们周围始终都有别的智人。

霍华德·布鲁姆在他的《魔鬼原则：历史威力的科学考察》一书中，讲了一个重要的故事。

时间就在罗纳德·里根首次当选总统后不久，加利福尼亚州奥兰治县有一群基督徒的妻子，她们发现世俗的人文学科正在教自己的孩子走歪门邪道。这些妇女在显微镜下仔细研究了孩子们的中学课本，果不其然，女士们在课本的插图中发现了隐藏着的细微淫秽图片。于是，她们发动了圣战。基督徒的妻子们把这件事在公众中搞臭，学校害怕疏远了信基督教的家长，便调换了课本的插图。

28. 为何你受到折磨

同样的问题。课本插图并没有在图画的细部隐藏任何勃起的阴茎和高耸的乳房。奥兰治县那些基督徒的夫人们，看到的是罗夏墨迹测验，揭示出了她们自己隐秘的想入非非的心思。奥兰治县那些假正经女人发现了她们的敌人，而这个敌人就是她们自己。在每一个假正经的人心中，都有一个参加秘密祭神仪式者等待着逃离出来。

这便是幸福的家庭主妇阅读下流爱情小说，而幸福的丈夫到处张望乱盯的原因之所在。这也是风流男子和放荡女人背地里感到孤

精子来自男人
卵子来自女人

JINGZI LAIZI
NANREN
LUANZI LAIZI
NVREN

男女差异的真实原因

独寂寞的原因。

这就是威胁来自色情性感的原因。社交的进化使得相互的性吸引进化成了威胁。原因何在？亲属们试图操控你的交配对象，基因却要你同外人结合。如果你的亲属们不赞同你选的情侣，那就可以肯定你的情侣有外来基因。没有什么比陌生人更性感迷人，也更危险了。

这就是"混种"——用于种族间杂交的种族主义词汇——才是人类之希望的原因。无论我们如何费尽心思教导自己的孩子去恨外族人，也无法阻止他们去跟外族人发生性关系。这也是同一物种的成员老是想做的事：拈花惹草、到处乱搞，以求得基因的多样性。灵长类动物总是同父辈们正在对抗的外来者私通。我们的曾孙辈命中注定要变成淡棕色的人。

回顾一下过去几千年人口漂泊的历史吧。每一代人都是 100 代、10 代，或 2 代以前处于交战状态的人遗留下来的混血杂种。许多历史学家对一种和平的力量感到惊讶，这种力量持续稳定地将我们从争斗不休的只有几百人的小部落，变成了仍在争吵的有数百上千万人的庞大国家。我可以确切地告诉你这种和平力量是什么。我们这些智人，与其说喜欢杀人，不如说好色。历史上，人类部落相遇时通常都遵循这样的模式：战争、强奸、掠夺、贸易、联姻、混血儿。

我在里根和史泰龙时期就成年了。我度过了受到睾丸激素刺激的青少年时代，准备打第三次世界大战。柏林墙倒了之后，我花了 3 年时间同一个俄国妞同床共枕。不久前，我准备参战去跟她的兄弟们对抗。可是，她那教条式的社会主义口音中有某种东西引得我的生殖器行礼致敬，而我那颓废的西方人的贪婪，让她为一个受到禁止的坏小子升起了铁幕。我们就意识形态进行争论，彼此叫对方"共产奴隶"和"资本主义的猪"，然后就像兔子一样相互打斗。

南方古猿两口子打架之后，立马就怀上了一大堆宝宝。这便是我们喜欢暴力和性交，以便在快活中形影不离的原因。我们在快活中共同体验了强烈的本能冲动，我们平时过分稳妥，不敢去追求这样的冲动。

这是一种风险很大的游戏。原始人类中有危险性行为的人，比只在本部落中有近亲配偶的人，遗传了更多的基因给后代。然而，原始人类中由受到尊重的邻居养大的人，比起部落中乱搞的人，常常较少受到驱逐或处死。我们在考虑自己的性爱情况时，都会权衡一下利弊关系，是为了基因的多样性而冒险呢，还是为了得到社会的认可而谨慎行事。

这就是我们这些智人，像精神错乱的病人一样，全都是一群假装正经的下流坏的原因。我们的内心，渴望专一独占的爱情，而我们的生殖器，则贪求像猩猩一样纵欲滥交。柏拉图凭直觉认识到，理智的驾车人控制着激情澎湃的奔马，从神经学方面来讲，他的这种直觉真是对极了。我们生长出重要的大脑新皮层来约束本能冲动，是为了适应社会的长期需要，但我们大脑中的爬行和哺乳动物部分，仍旧在狂呼大叫着要得到满足。我们让彼此对立的欲望进行竞争，掂量在社团中要冒的风险和产生的后果，然后一阵阵地发作或做出明智的选择，然后在余生中幻想着未曾踏上的道路。基因需要你全部的生育策略整装待发，而你却要考量邻里的权力关系，只让其中一种策略得到贯彻实施。基因不需要你功德圆满，基因需要你生儿育女。人这种动物，生来就有相互抵触的欲念，要满足所有这些欲望，日子肯定会过得很艰难。

可是我们不需要冲突！有机体讨厌冲突（我的少数亲友除外，他们就是为冲突而活着）！

这是众多例证之一，它表明，在什么情况下，竞争跟生物无关，而是跟基因有关。有时候，不同生物体的基因使生物之间互相竞争。有时候，同一生物体内正在竞争的基因使生物体自己跟自己竞争。我们就像基因驾驶的大型坦克，基因之间的冲突有一半都发生在坦克内部。冲突都归因于基因，不论是外部还是内部冲突。

显而易见，如果所有的基因都想把自己小小的脱氧核糖核酸屁股送入下一代，它们就会更好地合作共事，而如果胰腺与结肠一直争吵不休，那对谁都没有好处（尽管这恰好是我姊姊路易丝面临的问题）。可是，我们大脑的各部分总是互相搞破坏活动。比如说，我们堕入爱河的时候，我们强迫自己不吃那个油炸饼的时候，就在需要全神贯注时我们却开始入睡的时候，我们喝咖啡提神以便集中精力的时候，我们大发脾气的时候，我们图省事"忘了"给母亲打电话的时候，我们想睡懒觉却在跑步机上锻炼的时候，我们嘴上说迷上老公的兄弟是错误的而眼睛却一直盯着兄弟的屁股的时候。大脑的不同部分有不同的目标。在你这样大小的脑袋中，会有一大堆杂七杂八的子目标，以及专门用来达到各个目标的种种大脑机制。一切目的都是为了传递基因。我们人类可以使任何事情都变得错综复杂。

这就是需要"你"介入的地方。主观的、具有自我意识的"你"（新大脑皮层）进化出来了，在社会环境中协调你那些互相打架的抉择——为赢得友谊、获取身份地位、建立良好的邻里关系、拥有稳固的家庭、配偶关系和性生活而做出最佳判断。你的工作就是：为别人的

精子来自男人
卵子来自女人

JINGZI LAIZI
NANREN
LUANZI LAIZI
NVREN

男女差异的真实原因

大脑构建一个实用模型，为自己的大脑构建一个自我开脱的模型，并且开始筹划。

正是我们内在的固有冲突，才使我们具备了令人惊叹的灵活性和适应性。我们人类比起具有较少灵活性（也较少神经性）的动物有更多的本能。响尾蛇就有一束高效率的本能，因此它们不需要治疗。它们没有自我意识，因为它们不是社会性的动物，所以它们没有进化出构建每个人的头脑模型，包括它们自身头脑模型的能力。理性思维来自折衷妥协，正在激烈竞争的本能之间的折中妥协。假如你内在的一切都顺顺当当地运行着——交配、打斗、产卵、进食——那你就不会有内在冲突，也不需要神经质的大脑新皮层。

当然，你是有罪的，你这个好色的小猴子。根据对存活的婴儿进行估算的结果，下丘脑的罪孽，跟大脑新皮层的文明选择，所获利益一样多。

这使我们变得很疯狂，我们可能只有去死。

精子来自男人
卵子来自女人

JINGZI LAIZI
NANREN
LUANZI LAIZI
NVREN

男女差异的真实原因

29.
为性而死

道格拉斯·亚当斯在其著作《宇宙尽头的餐馆》一书中描写了一个未来场景,那里面的外星人养的猪不仅会谈话,而且要求别人吃它们。那些猪欢呼雀跃地迈进烤箱之前,先走到就餐的客人跟前,邀请客人去戳它们那肥嫩多汁的臀部。真好笑,似乎有些荒唐。你不可能选择这样的基因,会让一个动物想要人家去吃它。你会吗?

雄性黑寡妇球腹蛛还在交尾的过程中,就让雌蛛的毒牙咬住了。雌性黑寡妇球腹蛛一边同尸体交尾,一边啃食雄蛛的屁股。

愚蠢的行为?雄蛛的自杀行为是一种战略行动。在求爱过程中丧命的雄性,较之性交后活下来的,遗传的基因更多,因为让雌性饱享一顿大餐,就可以减少它再次交配、纳入竞争对手精子的机会。多么高明的自杀呀!

话虽这样说,雄蛛大概并不是精心计划、有意为之的。基因使它变得麻木愚蠢、感情冲动。至于说到这种雄性繁殖策略的普遍性,我还要等所有的事实都真相大白再下结论。

温和的女权主义者在动物界是找不到什么意识形态方面的根据的。几乎在一切物种里面,雄性都更好斗,更占支配地位,更麻木迟钝,而雌性则对抚育幼仔更感兴趣。

不过，激进的女权主义者却在由女王统治的昆虫王国里可以找到大量依据。雌性昆虫常常比雄性昆虫长得更大、更好斗、更机敏。雌螳螂于性交正酣之时，斩断情人的头颅，从颈部处吸血，这样做居然可以改善雄螳螂在交尾中的表现。各种各样的隐喻都可以从这种情况中派生出来，但我不愿意在此加以考虑。

求爱行为会使你送命。许多动物冒着一切危险去浪漫风流。萤火虫的爱情闪光，就像信号灯一样划过夜空，使它成为蝙蝠的口中美食。雌蚊子的嗡嗡哀鸣，雄蚊子听起来是美妙的音乐，可在那些庞大的动物耳朵里，就变成了刺耳的噪音，而雌蚊子就需要那些大家伙的血来喂养自己的宝宝。

大自然在有机体的设计中一而再、再而三地显示，性比生存重要得多。让你冒生命危险去获得片刻欢娱的基因，如果比那些让你存活下去的基因可以让你得到更多的后代，自杀式的性行为就会在种群中蔓延开来。甚至达到这样的程度，在性感的雌蜘蛛设下的鬼门关前，雄蜘蛛也不惜献上自己的屁股。精神分析大师弗洛伊德本可以在雄蜘蛛身上大显身手的。

雄性之所以疯狂，是因为精子不值钱。对雄性而言，炫耀展示比安全更重要，因为性比死亡更重要。物种的每一代中都有一些雄性会得到额外的子宫，但有多得多的雄性会在独身中死去。雄性间的竞争几乎始终要激烈得多，因为押在精子上的赌注要高得多。

观察一下雄瞪羚吧，它一看到老虎就前后上下来往跳蹿，为的是把老虎的注意力吸引到自己身上。那样做不会要了它的命？观察一下雄孔雀吧，它长了一个令人眼花缭乱的大尾羽，使得自己更容易让捕食者捉住。那不会要了它的命？观察一下十几岁的小青年吧，开

精子来自男人
卵子来自女人

JINGZI LAIZI
NANREN
LUANZI LAIZI
NVREN

男女差异的真实原因

着改装旧汽车在住宅区的街道上赛车。那不会要了他的命？观察一下聚在一起的 20 只雄海狮吧，它们为了囤积交配对象而拼死搏斗、流血受伤，而不是民主协商，分享新欢旧爱。那不会要了它们的命？

生存是次要的，性才是一切。要生存下去的本能冲动，服务于要繁衍后代的本能冲动。非常幸运的是，我们人类有大脑新皮层，负责储存和传递信息，这样的话，人类就可以活到大大超过生殖年龄的岁数，以便将智慧遗传给子孙后代。这就使得男性象人比公海象更有安全感。

种群遗传学家艾伦·罗杰斯研究了保险统计数据，并且得出结论，随着年龄的增长和期望值的稳步上升，年轻人应该多加关注未来的事。假如你是一个精子制造者，你就有冒重大风险的本能冲动。假如你有子宫，爱冒风险的年轻男性似乎就显得疯狂愚蠢。可是，精子制造者要在争夺子宫的竞赛中胜出，最明智的办法，就向别的精子制造者展示其愚蠢疯狂的一面。男人的阳刚之气就是疯狂愚蠢。睾丸激素驱使动物去冒险，因为精子制造者下的赌注更高：要么子孙满堂，要么断子绝孙。

这不仅可以解释，有人跟自己的老婆上床时，男人妒火中烧，顿起杀人之心的原因，也可以说明，男人在什么时候，会跟睡了自己老婆的人相安无事。

30.
没有足够的地盘

一妻多夫制，就是一个女人有两个或两个以上的丈夫。在一个男人可以娶几个女人、一夫多妻占支配现象的世界里，一妻多夫是个例外，令人惊讶。这些一妻多夫的文化都属于父权制社会，一想到这一点，尤其让人感到奇怪。男人竟然安排给要与多人性交的女人！共有一个老婆的丈夫几乎都是兄弟。不到1%的文化允许一个女人嫁给两兄弟，而兄弟俩都有某种共同之处：没有足够的地盘。

毫无恶意地穿过邻居家前面的草坪，你就会发现，智人是一种地盘性动物。邻居用一些毫无恶意的尿液标识出自己的草坪，你就会见证到非常强烈的地盘反应。智人的后代喜欢扩展到新的地盘上去建立新家庭，因此郊区就向四面八方蔓延。要是雄性地盘性物种不能保护任何地盘，雌性就不会同它们交配繁殖。如果整个部落的男性智人都跑出去扩展新地盘，那会出现什么样的情况呢？

大部分一妻多夫社会都位于南亚的孤立区域。奈尔人居住在印度的马拉巴尔海岸，挤在由婆罗门占统治地位的小块地区。奈尔人的许多妇女都遭到绑架，弄到国外去从事性交易，因此那里的女人就很少。在高高的喜马拉雅山脉还有日本后裔的部落——夏尔巴人、菩拉亚人、雷布查人。还有东北部的卡斯人、泰米尔纳德邦的托达

精子来自男人
卵子来自女人

JINGZI LAIZI
NANREN
LUANZI LAIZI
NVREN

男女差异的真实原因

人、克拉拉邦的纳亚人。在上述所有这些文化中，两兄弟就在床铺间把一个老婆传过去递过来。

在高山之巅，四周都是大山或海洋，或受到过于强大的敌人阻隔，这些敌人让你生活在不值得一争的边陲之地，在这种状况下，男人就很难提出领土扩张的要求。如果土地不肥沃，有时候就需要两男人干活，才能养活一个女人和她的孩子。

然而，男性的本能是保存家族的基因。你并不想同随便哪个人共享你的老婆。如果兄弟之间没有充足的土地可供分配，那么两兄弟就会耕种同一块土地，照顾同一个女人。但愿一妻多夫是由斯里兰卡康提的女权主义者安排的就好啦，可惜不是。一妻多夫制是两兄弟间为了保存家族的财产而签下的契约。

即便是在一妻多夫的社会里，男人也控制着女人。女人被迫接受这样的境遇，一个丈夫种田养活她的孩子，另一个则为她按摩脚或满足她的性要求。丈夫们轮流干活，轮番上阵。难怪斯里兰卡的妇女都不愿意得到解放。

设想一下你是一位斯里兰卡的父母，有巴掌那么大一块没啥价值的土地，但你有两个儿子。你把土地分开，这样两个儿子都只能得到你一半的财富，行吗？假如你将土地全部都给大儿子，那就意味着小儿子要挨饿，终身不娶而死去，或者自愿充当老大的奴隶（作为一个大家庭的长子，我一直是长子继承权的铁杆支持者）。小儿子又绝不可能成长起来去拥有地盘，并且给你带来孙子孙女，干嘛要在他身上浪费粮食？

为了防止财产分散，数量策略优先于最终的质量策略：将家族的精子和财富全都投入到一个子宫里去，以便生出一个身份地位高的孩子。一个有几个爸爸的孙子，比一个爸爸的许多孙子，要重要得多。在没有地盘可供占据的文化中，兄弟之间都是同娶一个女人，而每个人都将儿女视如己出来抚养。

一妻多夫制可以避免战争。人口的增长必须加以限制，否则饥荒就会随之而来。男人会发动战争以防止其他男人搞自己的老婆，可是兄弟之间可以共有老婆以防止战争。我们的行为通常都是以最有利于基因的形式而告终。

我们人类并不是唯一的地盘性物种，这类物种的行为可以说明，雄性所占地盘的大小，是以什么方式决定了其配偶的数量。

有肉垂的雄性水雉，受到游手好闲的母鸟的勾引，随后遭到抛弃，以单亲爸爸的身份去抚养雏鸟。常常有这种情况，很多儿女甚至根本不是它的。那些小小的雌性无耻之徒，东奔西跑到处乱搞，平均在每个窝里交配65次，就当着正在为它孵蛋的雄鸟的面。

这种行为使生物学家感到震惊。我们如何来解释这种性角色颠倒的情况？

答案是：地盘性鸟类拥有的地盘有限。

在竞争激烈、数量密集、筑巢空间有限的栖息地，大量雄鸟必须从未交配过就死去。水雉在有限范围的地盘中进化。不管怎样，能让任何雌鸟受精的雄鸟是幸运的，因此一妻多夫就成了行为准则。雄水雉最大的愿望就是把它的精子在子宫里同其他精子混在一起，并且尽量从最好的方面去想，甚至到了这样的程度，精心抚育雏鸟，希望这些雏鸟都是自己的种。有意思的是，雌鸟在操控交配的时候，雄鸟是如何变成高洁之士的。

塔斯马尼亚母鸡准确地说并非是辣妹，它们看起来像火鸡。可

精子来自男人
卵子来自女人
JINGZI LAIZI
NANREN
LUANZI LAIZI
NVREN
男女差异的真实原因

是，有些塔斯马尼亚母鸡就能做到随时有两个丈夫在身边恭候。干吗不这样做呢？一夫一妻单配制的母鸡平均有 6.5 个后代，而一妻多夫制的母鸡平均有 9.5 个后代。

为什么两个丈夫都能容忍呢？ 9.5 个后代中只有一半，那是不及 6.5 个后代的，因为每只雄鸡平均只有 4.75 个后代。

答案何在？只有兄弟之间才共有一个老婆。既然兄弟之间均分了自己一半的基因，它们就通过共有一只母鸡来使基因获益。如此这般，兄弟中每一只的基因就在平均 7.25 个后代身上表现出来，这就优于 6.5 个后代。

因此，老古话是对的：一只手中的一只鸡，胜过另一只手中的六只半。或诸如此类的说法。

真正的火鸡又如何呢？艾伦·克拉考尔是加利福尼亚大学伯克利分校的研究生，他发现，火鸡兄弟们会通力合作使最大的那只火鸡有机会交媾。谁又会猜到火鸡会成为如此了不起的泡妞的家伙呢？就在占优势地位的那只火鸡进行常规表演时——炫耀色彩，昂首阔步，轻抖气囊——它的众兄弟们也在炫耀色彩，但没有昂首阔步和轻抖气囊，有几分像为瑞奇·马丁伴舞的人。众兄弟们还身子朝着外面挡开闯入者，因为闯入者有可能打断那位仁兄的表演。克拉考尔研究了 51 只雄火鸡、75 只雌火鸡、325 只小火鸡的 DNA，结果发现，单身的利他主义者火鸡兄弟们反而遗传了额外的基因。怎么会呢？原因就在于，一只独居的雄火鸡生出一只小火鸡的话，有一帮兄弟从旁协助的有优势地位的雄火鸡就会生出 7 只来。这样，单身的利他主义者通过其占优势地位的兄弟，就能比单打独斗的火鸡遗传更多的基因。

我们很容易忘记,重要的并不是直系后代的数量,而是传递的基因所占的比例。如果与兄弟共有一个老婆,就可以传递更多的基因,那你就会进化到这样的程度:搞你老婆的兄弟会惹得你性欲旺盛、兴奋不已。如果你有地盘去扩张,有多余的女人去占有,那你宁可杀了你兄弟也不会让他搞你的老婆。

我有一次为了一块生日蛋糕差点杀了我兄弟。他最好对我的女朋友看都不要看。可是,如果我们家没有任何地盘,我们的父母就会像说我的生日蛋糕一样来说我的女朋友:"和你小弟平分!"小弟就会闯进我的卧室,哭哭啼啼地说:"不公平!我也要!"

爱斯基摩人并未拥有世界上最富饶的土地。爱斯基摩男人有时会共有一个老婆。不过,丈夫之间一直在互相残杀。为什么爱斯基摩人不能有一个像模像样的一妻多夫制社会?因为爱斯基摩男人不是跟家里的人共有一个老婆。我们可以看到,不同的幸存基因是怎样促成情感和预示行为的。假如一个已婚男子以合适的比例传递基因,就不会引起顿起杀心的妒忌。假如一个已婚男子以很小的比例传递基因,就会因嫉妒而起杀心。

男人互相残杀是为了自尊,但雄狮互相残杀是为了狮群。然而,控制一群母狮的重要途径,就是合作起来击退其他的雄狮。雄狮怎么会同意共有一头母狮呢?几乎总是在一窝长大的雄狮之间才会结成联盟:亲兄弟、同父异母或同母异父兄弟、偶然在一起的堂兄弟,非常罕见的情况下是陌生者。这种策略很成功,给母狮造成了适者生存的压力,结果是同时生育几个幼仔,因此它们就可以长大后结成同盟,共同控制狮群。

在进化生物学中,我们一而再、再而三地看到,动物的行为是怎

精子来自男人
卵子来自女人
JINGZI LAIZI
NANREN
LUANZI LAIZI
NVREN
男女差异的真实原因

样用基因方程式来加以阐明的。列出各个参数，在电脑上算出方程式，就可预测行为了。不论计算出的对基因最有利的情况是什么，最终都会对我们的情感形成起作用。进化生物学家已经有了基因方程式，可用来预测各种各样形式的合作、竞争、献身、亲情、敌意。

全世界无论何处，男人拥有很大的地盘或很高的声望，又非常幸运的话，就会妻妾成群。而男人没什么地盘，但也很幸运的话，就会得到半个老婆。处于支配地位的男性一直到农业的出现才开始收纳数以百计的妻妾。在狩猎和采集野果为生的人中，首领通常最多也就有 5 个妻妾。

区别如下：在有大量植物食品的地方，就有妻妾成群的男人；在没有植物食品的地方，就有嫁给几个丈夫的女人。

我在讲述这些事实真相时心情很复杂，因为男人马上就会去争抢植物食品了，女人则会奔向促狭的地盘，而人人都会到达自己的天堂，却遇不到一个异性之人。

还有，女士们，你不需要拥有完美的身材。你只需将现有的肉体，移动到最欣赏它的那种文化就行啦。

31.
宽臀，大屁股；宽肩，说大话

坦桑尼亚的哈扎人，就跟我们的祖先一样，生活在种族混杂的热带大草原和林地环境中。他们喜欢肥胖的女人，越胖越好。在女人的劳作繁重费力的社会中，女人的块头就是一种标志，表明她很能干，受到妇女们的欢迎。肥胖也是另一种标志，表明女人成熟期早，绝经期晚，并且定期排卵。啧啧，好快乐哟！更不用说哺乳能力了。但你得有本事供养所有那些肥肉。

巴黎的男人，跟我们的祖先不一样，生活在城市里，到处有沙发坐，到处有甜软的点心吃。他们喜欢瘦削的女人，越瘦越好。在到处充斥着油炸食品、动脉血管看上去像蛋黄酱的社会里，瘦女人活得更长，似乎更有钱，也有更多时间去锻炼。在工业化的社会中，吃低脂肪的饮食实际上是花费很高的，而不太富裕的人主要是吃高脂肪食物。你得有本事保持如此骨感的身材。

两位研究者，一个叫斯顿卡德，一个叫索巴尔，他们查看了144份财富与体重之间关系的研究报告，结果发现，两种密切相关的联系在图表上是反向而行。在西方国家，女人的平均体重越低，其身份地位越高。在食物短缺的社会中，女人的平均体重越高，其身份地位也越高。

精子来自男人
卵子来自女人

JINGZI LAIZI
NANREN
LUANZI LAIZI
NVREN

男女差异的真实原因

　　为了准备在贝弗利山举行的婚礼,新娘们跑到"减肥中心"折磨自己,或加入慧俪轻体(Weight Watchers)公司去瘦身,以便能穿上婚纱。尼日利亚的安罗格人中,新娘要隔离在"催肥室"里喂胖,以便婚配。为她们调理身体的人严格地按要求打理她们的饮食,不准锻炼。安罗格姑娘一旦肥胖丰满到可以排卵和婚配,别的姑娘就会以妒忌的眼光望着她们暂时显得滚圆的身体。

　　在营养充足、吃得过多的文化中,苗条的女人更受青睐,因为要变瘦较为艰难。在营养不足、缺吃少喝的文化中,肥胖的女人是其首选,因为要长胖较为困难。不管走到哪里,男人最喜欢的就是最不容易长成的体形。

　　纵观整个历史,大多数社会都更喜欢肥胖丰满的女人,那是因为历史上的大多数社会都是无法保障温饱的。一旦我们的社会营养过剩,历史学家罗伯塔·塞德就报告说,苗条在 20 世纪初成了"偏爱",在 20 世纪 50 年代成了"偏见",60 年代成了"神话",70 年代成了"执著",80 年代成了"宗教"。我们越富裕,我们越喜欢女人长得瘦。你知道吗,在纽约曼哈顿要长得像个集中营的受害者有多困难? 看看那个香水广告:女模特眼睛下有黑眼圈、肋巴凸显、没有乳房、没有臀部、板着一张阴沉厌烦的脸——宣传的是性感女郎!

　　过去农民在地里干活,而贵族闲坐在城堡里享福时,白种人认为白皮肤为美。等到工业革命要求劳动者在室内工作,只有富人才有财力去异国他乡度假,白种人又以深深的古铜色为美了。任何民族被征服后成长起来的那一代人,发现其征服者更有魅力,这是因为征服者更有权势名望。

　　虽然不同的文化对美的品位各有不同,但有一点是相同的:权势名望就是美。身份地位的标志在变,身份地位的吸引力没有变,哪怕富有的小青年认定,身份地位的真正标志就与布满砂砾的街道有关,那也不会变。第三世界的男人喜欢女人丰满白皙。工业化国家的男人喜欢女人身体纤瘦,皮肤棕色。不管身份地位高的标志是什么,我们都得设法勾搭上它。

然而,有一个女性美的标准是坚如磐石的——实际上,就是骨骼与脂肪之比。几乎所有的文化都达成了共识,意见近乎一致。不管什么地方的男人都欣赏一样的腰部与臀部之比:0.7 比 1,也就是说,腰的大小正好是臀部大小的 70%。

腰与臀 0.7 比 1 的比例非常苛刻,适用于任何体型。坦桑尼亚魔鬼般的哈扎人喜欢女人丰满妖冶,比例为 0.7 比 1。牙买加的乡巴佬喜欢水烟袋形状的人,比例为 0.7 比 1。从欧洲到亚洲的遗址中发现的古代"维纳斯"雕像都极其肥硕,但绝大多数都保持了黄金分割比:0.7 比 1。如果史前的雕塑家是男人,看起来他们更欣赏普遍适用的腰与臀之比,可他们忘记了一个普遍的事实,女人都有脑子。女人约会时也以此标准来观察。

31. 宽臀,大屁股;宽肩,说大话

遍观从 20 世纪 20 年代一直到 80 年代的美国小姐,有的艳丽性感,有的体态娇美。全部 80 位小姐的腰与臀之比都在 0.69~0.72 比 1 范围内。古典美又如何呢?索菲亚·罗兰、奥黛丽·赫本、玛丽莲·梦露、凯特·莫斯,全都是 0.7 比 1 的腰臀比——至少在她们当红期间是如此。那些完全相反的极端情况又如何呢?比如娇小玲珑的崔姬和大块头的埃莉·麦克弗森,在她们如日中天的时候,崔姬是 0.73 比 1,麦克弗森是 0.69 比 1。甚至凯特·莫斯这样的小不点儿也是分毫不差,0.7 比 1。

精子来自男人
卵子来自女人

JINGZI LAIZI
NANREN
LUANZI LAIZI
NVREN

男女差异的真实原因

对多个文化的绘画雕塑史进行的研究表明，体重可以上下差别很大，但是腰臀比均是一样的。对《花花公子》杂志插页中的裸照进行的独立科学观察，可以证明这种一致性，而这样的观察由于某种原因是不需要资助的。

不过有一个众所周知的例外：那就是居住在秘鲁东南部的马兹根尼亚人，他们与世隔绝，喜欢女人的腰臀比很高。他们喜欢女人长得像根管子。有个男人说，腰臀比为 0.7 比 1 的女人侧面像看上去就像是她在拉肚子。

还有爱斯基摩女人身上的脂肪比平均数要少，但在全身分布得更加均匀，以便更好地保暖，因此，她们的腰臀比不是很明显。

拿居住在热带雨林的雅诺马马女人的照片给美国男人看，他们挑出的最漂亮的女人跟雅诺马马部落里的男人挑出的一模一样。美洲男人和亚洲男人不约而同地对最撩人的美洲和亚洲女人达成一致意见。南非和美国的男人对想上哪些南非和美国女人有共识。中国、印度、英国的男人对哪些是辣妹看法相同。女性美永远是身体健康、会生儿育女的标志。男人想要成熟的女人。

欧洲历史上的流行服饰是这样的，男人上衣有垫肩，下装裤裆加衬，而女人则热衷于紧身胸衣、紧身马甲、圈环裙、裙撑。女人甚至取掉肋骨，尽力要接近 0.7 比 1 的腰臀比，因为那是会生儿育女的标志。腰部是值得关注的大事情。

大部分健康的绝经期妇女的腰臀比是在 0.67~0.8 比 1 之间，而大多数不胖的男人腰臀比是在 0.85~0.95 比 1 这个范围内，区别很大。要保持腰围是很困难的。那么，为啥女人要竭力保持腰围呢？

我们人类是唯一有腰的物种。未到青春期的小姑娘没有腰。绝经后的女人也没有腰。女人进化出腰来，以显示她们能够生出头颅很大的婴孩。男人则进化出对腰的迷恋，因为腰使屁股看上去大一些，而大屁股意味着大脑袋出得来。女人感兴趣的是在屁股和大腿上储存脂肪以使臀部显得大一些。大腿部分占了女人体重的 1/4。你们女人不是很幸运吗！

我们都很幸运。我们将人类的进化归功于女人的腰部。原始人类妇女的臀部进化得越来越宽大，一直达到了绝对的界限，超过此界限，她们就走不动路了。如果你是游牧人种，你必须得走路。此刻，有大脑袋的婴孩必须出生得越来越早，这就是说，大脑形成的大部分过程不是发生在子宫里面，而是在外界社会中。这就意味着，我们成了文化上可塑的动物，成了高智商的天才。

然而，臀部变得像孔雀的尾羽：异性喜欢它，因此它就一直进化，不管实用与否。女人进化出纤细的腰肢以假象迷惑男人。男人以为屁股很大，其实是腰肢很细。不过，争夺男人的竞争依然持续着。因而，能生孩子的女人进化到这种程度，让脂肪远离腹部，把脂肪全都堆到臀部和胸部。不论你是男性还是女性，如果你要为配偶而竞争，你就不能把自己的生殖能力显示得太过分。

31. 宽臀，大屁股；宽肩，说大话

猿猴生出来就有个大脑袋，可最终长成的脑袋只比出生时大半个。人类是例外情况。我们出生时的脑袋仅有长成后的 1/3 大。然而，人类婴儿的脑袋跟身体的其余部分完全不成比例。人类的头太沉了，新生婴儿根本无法把它抬离地面。小家伙甚至有 10 个月到一年的时间不会走路。漫长的婴幼儿期和似乎没完没了的青少年时期，便是为那样一个硕大的头脑支付的高昂代价。

也许我们应该使用脑子。我有科学证据表明，涉及到对我们在镜子中的映像进行评论时，我们都应当给自己一个机会。尤其是你们这些女人。好啦，如此一来，说不定你在海滩上弯下身子时，人们会以为出现了日食现象。那是为什么呢？根据下面的科学研究来判断，你的屁股完全不是朝上分开的。

精子来自男人
卵子来自女人

JINGZI LAIZI
NANREN
LUANZI LAIZI
NVREN

男女差异的真实原因

拿男人和女人的图画给美国的男人和女人观看，结果表明，所有的卡通人物看上去都一样，除非是从胖到瘦都有。询问女人哪个卡通男性人物最迷人，她们一般都会选择腰部和肩部的比例适中的人物。绝大多数女人都选择稍微有点胖乎乎的家伙，而不是颇有男子气概的人物。

随后再要求女人说出，她们认为男人会觉得哪个卡通女孩最迷人。大部分女人都选择超苗条的卡通人物。

再问男人，他们觉得哪个卡通女孩最迷人。尽管男人的选择范围比女人狭窄，但几乎所有的男人都选择适度苗条，而依然体态丰腴的卡通人物。极少有人选择超苗条的卡通人物。

接着再要求男人选出他们认为女人会觉得最有魅力的卡通男性，绝大部分男人都选择颇具男子气概的卡通人物。

男人和女人都过高估计了异性的需求。女人认为男人喜欢超苗条的女人，可绝大多数美国男人都喜欢适度苗条，但体形丰满的女人。男人以为女人都喜欢健美运动员那样的男人，但女人真正喜欢的是结实的男人。有些女人甚至最喜欢圆圆胖胖的男人。

换句话说，你看上去比你自认为的还要性感迷人。

记住，玛丽莲·梦露的尺码是 16，但她的腰臀比却是完美的 0.7比 1。她在长达半个世纪的时间里激起了男人的性高潮。

不过，似乎还是不公平。有些女人看中的是较为圆圆胖胖的家伙,而美国男人怎么会不喜欢圆圆胖胖的女人呢?哦,他们喜欢,只不过是在腰臀比的重要性超过了瘦削外表的情况下。研究人员将喜欢苗条卡通女孩的男人叫到一旁,给他们看腰臀比为 0.7 比 1 的肥胖卡通女人和腰臀比更高的苗条女人。结果他们中的大部分都选择了肥胖女人,因为她有着不可思议的 0.7 比 1 的腰臀比,体形像个沙漏。身份地位的标志是在不断变化的,可腰臀比是永远也不会变的。

忘掉你的屁股和肚皮吧。我要告诉你,真正让你中招而宽衣解带的是:花言巧语。假如你没有滔滔不绝、说得天花乱坠的本事,那就会到死都打光棍。下面是科学证据:

你认识大约 60000 个单词,却仅使用其中的 4000 个,其余的 56000 个只在你 2%的说话时间里才用得到。

从剩余的那 56000 个单词中挑一个出来,你要说上 100 万个单词大约才会用到那个词一次。100 万单词大概是本书字数的 20 倍。要在社会上混,只需数量不到 1000 个的单词。从你那虚高的 60000 个单词的词汇量中,有 100 个就应付了 60%的谈话。那你干嘛要记住 60000 个词汇?你在大大地炫耀卖弄!你想打动谁?

配偶。

既然你来自一个集团意识很强、喜欢饶舌的物种,那就意味着你最好打动每个人,如果你想打动配偶的话。人类语言的词汇中,最大的部分纯粹是用来做装饰的。说你想要交媾、交配、性交、发生关系、上某人、做爱、硬上、诱奸、强抢、或采花,都没用,只要有一个完全可用的词,如“搞”之类,就够啦。你的词汇是孔雀的大尾羽。

人们所拥有的词汇量有极大的差异,炫耀自己的词汇量是两性之间自然选择的特征。就像所有性感特征一样,它也极其浪费不经

精子来自男人
卵子来自女人

JINGZI LAIZI
NANREN
LUANZI LAIZI
NVREN

男女差异的真实原因

济。小孩子必须每天学习约 15 个单词,学上 18 年,才能掌握差不多 60000 个单词。这是对脑力的极大浪费,小孩本可以把脑力用在更有益的事情上,比如学习如何种庄稼,或学习怎样付清父母的债务。可是不行,小兔崽子们宁愿夸夸其谈,因为需要这样,如果他们想要在调情方面打败竞争对手的话。

伙计们,如果你看到乳房不会让你得到性交的机会,就大声叫喊着求爱吧,我并不在乎这样做是否对长臂猿起作用。我们需要用智慧去求爱。我们的孔雀尾羽就是人类讲的故事。这些故事表明,我们最性感的器官健康兴旺——它是多么聪明伶俐、丰富多彩、具有想象力和创造性。大量的淫秽词语就是进化出来的炫耀特征,因为这些词语可以让我们的祖先获得性交的机会。这就是我如此极端地啰里啰唆地用长长的词语来表达我反对主张政教分离论的原因。

嗨,我看我只是为萍水相逢的艳遇打造了新的说词。

等等,我已经有了更好的艳遇说词。

32.
为什么你的阴茎容易发现

我们先说一个科学事实吧：我有一根大得很的阴茎。无论如何，可以跟猿猴比一比。跟大部分猿猴相比，哪怕是最不济的男性智人都有一根超大的阴茎。

睾丸特大的黑猩猩，其阴茎完全直挺挺地硬起来有 3 英寸长（窃笑）。猩猩的阴茎全部挺直（哧哧笑）有 1 英寸半长。粗鲁的大猩猩，阴茎完全勃起（嘻哈）只有 1/4 英寸长。这些家伙的小鸡鸡没有硬起来时，甚至都看不到。

而智人的阳物硬梆梆地竖起来，平均有 5 英寸长。即便不使用的时候，也一目了然、看得清清楚楚。有些生物学家认为，我们直立行走，就是为了把那玩意儿突显出来。

请教一下有真知灼见的安德里亚·德沃金吧，他说：

"阴茎必须体现男性的威猛，为的是让男人有男子气概。威猛就是男子气概；男人就是阴茎；威猛就是阴茎，就是从里面射出来的精液。阴茎能干什么事情，它就必须做得强劲有力，使男人成为男人。"

——安德里亚·德沃金，（1981）色情描写：《男人占有女人》

精子来自男人
卵子来自女人

JINGZI LAIZI
NANREN
LUANZI LAIZI
NVREN

男女差异的真实原因

我不禁有这种感觉，就在这里某处，我正让人称为阴茎。那些女权主义者不懂的是，你不能到处去中伤诋毁阴茎。这种男性力量的象征，也是我们男人身上最脆弱的部分。缘于阴茎悖论的反常现象是奠基石，文明就建立在上面。如果某种文明用阴蒂当奠基石，你会喜欢吗？想象一下，华盛顿纪念碑看上去像一个滋润饱满的阴蒂是啥模样吧。说不准女人于是会感觉到某种暗示，我们要强干硬上。比萨斜塔令我毛骨悚然，应该叫做几乎垂下的比萨塔。这便是意大利人输掉战争的原因。

男人痴迷于自己的阴茎，对于这一点，女人也有自身应该受到责备的地方。

下面是我的科学证据：还记得吗，我们区分了由自然选择导致的特征（以解决大自然中的问题）与由性别选择导致的特征（以解决关于异性的问题）？

阴茎并不解决自然界的问题。谁也不曾用阴茎去套角马。从自然选择方面来看，阴茎只有一个目的：射精。生长出大猩猩粗短瘦削的前肢所花的能量，就是自然选择全部愿意付出的。自然选择将所有属性都打磨成符合最低必须限度、最有效率的设计，并且使该物种的每个有机体都有同样的设计。粉红色的大猩猩阴茎，便是自然选择导致的特征的一个完美样本。

智人的阴茎具有性别选择导致的某种东西的全部属性：阴茎是与"年龄相关"的，意思是说，阴茎只有在人发育成熟后才会达到十足的尺寸。阴茎是与"求爱相关"的，意思是说，只有在求爱期间阴茎才会胀鼓鼓地硬起来展示一番。不同男人身上的阴茎有不同的模样。

阴茎坚挺时不难发现。阴茎就像孔雀尾羽，引起了女性的强烈反应，要么是厌恶，要么是兴奋，要么是令人难堪的冷淡。所有这一切告诉我们，人类的阴茎是靠女人的选择来设计的。

对自然选择来说，阴茎太大是没有什么用处的。无论何时看到雄性动物身上有什么没用的东西，可以保证，那是因雌性的选择才长在那里的。阴茎就跟所有的性别选择特征一样，是用来炫耀卖弄它们可以消耗浪费多少能量。

别的灵长类动物的阴茎中得有骨头。雄性黑猩猩注意到雌猩猩在发情时，它那仅有铅笔粗细的阴茎喀嚓一下戳进去，就像《阁楼》杂志上的卡通画。你身体上几乎所有可以移动的部位都需要骨头。甚至小得像耳朵那样的东西都需要有硬度的软骨来支撑。

然而，女性的选择使男性智人长出了没有骨头的阴茎。人类的阴茎是一个可以充血的气囊，怪不得看起来有点好玩。要撑起一根肉棒，让它没有骨头也能高高翘起，这需要真正的液压技术。男性智人不失时机地从其免疫系统借来能量，以增加睾丸激素，从而也增加了患病的可能性。这就像切断前线零星小股部队的给养，你就能够用能量大餐喂饱某个为君王争光的人。可这是又一条男性为性爱而找死的道路。

然而，死亡远不如阳痿能吓倒男人。男人对自己的阴茎是没有把握的，因为大家都本能地认识到，勃起的阴茎就像孔雀尾羽一样，是我们有多健康的标志，该标志再真实不过。许多小问题就可能出差错，那玩意儿就挺不起来。我不准备在这里探讨此问题，我怕让我自己倒霉。

阴茎的勃起，就跟花亭鸟的花亭、巨嘴鸟的尾巴、长臂猿的啼叫、

精子来自男人
卵子来自女人

JINGZI LAIZI
NANREN
LUANZI LAIZI
NVREN

男女差异的真实原因

或任何雄性阳刚之气的展示都是一回事。极小的病毒、细微的癌变、丧失了获取优良营养的能力，女性都能在这个"首要的健康指示器"中看出来，不管是大脑还是阴茎出的问题。一只孔雀在展示其毫无瑕疵的尾羽时，它其实是在说："看呀，我可以在我那完美匀称的尾羽上浪费多少能量啊！没有寄生虫！没有可怕的基因突变！宝贝，来呀！干一回，就像探索频道里面演的那样干！"

原始人中，按照不需骨头支撑阴茎就能勃起的标准来挑选男性的女人越多，阴茎就可以进化到越能卖弄它那绝招的难度。正在炫耀卖弄的阴茎说："现在，我要表演不用骨头也能笔直勃起的绝技，要举起 10 倍的重量，借用大脑一半的血！"

女人们发出"嗬嗬嗬"的叫声，采集硕大阴茎中的基因。而到了下一代，阴茎又得把那根肉棒竖举起来。如此这般地过了几百万年，最终有了你那根特大号的无骨阴茎，看上去有些滑稽可笑。

身上有很多突出的炫耀物的雄性动物，在生殖器上常常没有多少装饰。白鹭到处跳跃翻腾，而你甚至看不到它们的阴茎。

生殖器上有奇特装饰的雄性动物，身上常常没有什么突出的炫耀物。山魈有色彩艳丽的阴囊，不需要什么来证明自己，它们知道自己很酷。

大多数物种的雄性，要么大跳其舞，要么有大的阳物。在当地的舞蹈俱乐部搞点人类学研究吧，你就会注意到，男性智人跳舞并不很在行。我那契合女方肉体的舞姿，很难达到预期的引诱效果。

我看，放肆的行为和硕大的阴茎之间的这种平衡，跟男人如何开车有点关系。我只想要女士们知道，我非常平静地驾驶着我那辆小型的粗短白色汽车。

雄性大猩猩使劲拍打胸脯。雄性黑猩猩做出冲锋的架势。大白鹭翩翩起舞。我们人类有巨大的阴茎。而那些动物却不会驾驶运动型多功能汽车。

如果我们因大型舞会而责怪女人，那我们就应该因硕大的阴茎而感谢女人。女人决定了要让男人长出更大、更能抗拒地心引力的阴茎。因而，男人受到阴茎的困扰，那全是女人的错。我勿需再多说了吧。

我给结了婚的人带来了更多不好的消息。实行一夫一妻单配制的灵长类动物的阴茎，往往都很小。忠贞不二的雄性枭猴，最好是连阴茎都没有，因为那玩意儿太小了。滥交的灵长类动物的阴茎，往往都很大，因为面临竞争，便于在射出精子时更接近目标。下次你妻子信誓旦旦地说她很贞洁的时候，你就指着你的阴茎说："哟，是吗？那我的阴茎怎么会那么大？"下次你丈夫发誓说他在外面是同小伙子在一起，你就说："拿出证据来！给我看你那丁点儿大的枭猴小鸡鸡！"

如果你想要衡量一下女人的选择对男人进化的意义，阴茎就是最为合适的尺度。男性智人的生殖器是靠女人做决定来规划、设计、增大的。这种设计在女人中代代相传，每一代都根据自己的规格来塑造阴茎，每一代都提出了很多不同的方案，我们至今还能在很多不同的男人身上看到不同方案的造型。柔软、优雅、脆弱的阴茎就是具有女性特点的雕塑。那就是我们要对其保护的原因。

一旦原始人类中的男女开始认定，对方的性敏感区是生殖健康的标志，事情就失控了。为了吸引男人，女人进化出美观漂亮的乳房，却并不实用。事实上，这样的乳房使哺乳变得更困难。婴儿和男

精子来自男人
卵子来自女人

JINGZI LAIZI
NANREN
LUANZI LAIZI
NVREN

男女差异的真实原因

人竞争同一个女人乳房。婴儿想要小乳房,能够有效地喷出乳汁。男人想要乳房用脂肪填塞,过分隆起,因此它们只是好像能够有效地喷出乳汁。女人乳房的大小和形状极不相同,浪费了许多能量,又不方便:这就是完美的证据,证明女人的乳房是经过男人的选择进化而来的。

我们的双手比起用于打扮时髦的工具和各种文明更有效力。双手塑造了我们的体形。男人的双手在女人身上抚摸,从某种意义上讲,是在为女人造型。男人的选择,使女人发育出了圆圆的乳房和沙漏型的身材,两者均夸张地展示了生育婴孩的能力。除了吸引男人,这样的展示没有任何实际意义和用途。

有些进化生物学家提出了另外的阴茎理论。在早期原始人类的猎人中,很有可能阴茎的大小是身份地位的标记。常常有这种情况,由于他们对同性成员产生的影响,就进化出了"性二态性"(即性别差异显著)的特征。非洲的黑长尾猴受到威胁时,就摆出姿势,做出恶心的鬼脸,露出有红、白、蓝颜色的生殖器。

R.H.斯塔布斯医生是位职业的阴茎增长专家,也是我在克服命名限制方面的主角之一,他注意到,大部分请求增大阴茎的男人,都提到过在衣帽间碰到的窘迫和尴尬,然而,他们中只有 1/3 的人提到过卧室里遭遇的窘迫和尴尬。这也许不像听上去那么离奇。可以肯定,发达的肌肉对男人来说比对女人要重要得多,因为肌肉更多地是用来恐吓男人,而不是吸引女人。如果阴茎的大小在男性原始人中标识着身份地位,而身份地位又可以带来较多存活下来的后代子孙,那么,男性的选择说不定也参与了塑造阴茎的工作。

宗教领袖们告诉我们说,我们的身体是由上帝之手塑造而成的,但生物学家却对我们说，我们的阴茎也许是由某种男人之手塑造而成的。

178~179

32. 为什么你的阴茎容易发现

精子来自男人
卵子来自女人

JINGZI LAIZI
NANREN
LUANZI LAIZI
NVREN

男女差异的真实原因

33.
两种同性恋者的两种基因

同性恋有家族性特征。男同性恋者有较多的同性恋兄弟，女同性恋者有较多的同性恋姐妹。这是因为环境因素还是遗传因素？

一个由 5 位遗传学家组成的小组进行了调查研究，他们发现，一个人的兄弟是同性恋者的可能性为 2%。

随后该小组研究了 76 名男同性恋者，结果发现，这些人的兄弟中约有 14%是同性恋者，他们姨妈的儿子中约有 7%是同性恋者，他们的舅舅中约有 7%是同性恋者。

而在所有其他男性亲戚中，出现同性恋者的概率是 2%，就好像在其他人中的比例。

该小组接下来的研究表明，一个人的姐妹是同性恋的可能性为 1%。

可是在上述 76 名同性恋者中，他们的姐妹中约有 5%为同性恋者。该小组还发现，女同性恋者的兄弟中，约有 5%是同性恋者，就好像在其他人中的比例。

如果说同性恋是由抚养的方式造成的，那又为什么在父亲一方的亲戚中没有更多的同性恋者呢？就像男人秃顶一样，男性同性恋似乎主要是沿着母系那条线遗传下来的。

你对所有这些统计分析感到厌烦了吗？非常抱歉，我自己都觉得厌烦了，幸好我还没有把整个一页都打上阴茎这个单词。科学是有些刻板。在阴茎上开廉价的玩笑就没有那么刻板了。

不过在上述数字中，有让人感到好奇的地方。你会注意到，同性恋舅舅和表兄弟的百分比，仅为同性恋兄弟的百分比的一半。如果说同性恋是由一个基因遗传而来，那么在舅舅和表兄弟中出现同性恋的比例应该更高一些，在 3/4 到跟兄弟中的同性恋比例不相上下这个范围之内。

还有，在非母系亲属中，男性同性恋的比例是 2%，而女性同性恋的比例是 1%。在上述 76 名同性恋者当中，他们的同性恋姐妹的比例仅为母亲那一方的同性恋表兄弟的比例的一半，仅为他们的同性恋兄弟的 1/3。

至此，我敢说你已经在心里把这些有趣的数学题都算了一下。研究者能够使这些数字有意义的唯一办法就是假设有两种类型的同性恋，一种仅仅是男性的，来自于母亲；一种或男或女，可能来自于父母中的任何一方。

该进行新的实验了。研究小组查看了 38 个有两个同性恋兄弟的家庭，并做出了预测。如果同性恋基因有两个，那么，在这一批家庭里，就该在男同性恋者的母系亲属中看到更高比例的同性恋，接近兄弟同性恋的 3/4，而在父系亲属中的同性恋比例保持不变。

研究小组进行了调查。预测近乎准确。舅舅和姨妈的儿子中，同性恋的比例从 50% 上升到了 75%，父系亲属中同性恋的比例没有变化。

这就说明，出于两种不同的原因，进化出了两种不同的基因策略

精子来自男人
卵子来自女人

JINGZI LAIZI
NANREN
LUANZI LAIZI
NVREN

男女差异的真实原因

以适合于男同性恋！

并非是一个同性恋基因。男性身上有两个同性恋基因，在基因组的不同部位，每一个都在自然选择中作为生殖策略而受惠。男性同性恋智人的进化是两次，而不是一次。

原因何在？

科学青年，请稍候。还有一些令人厌烦的实验室工作要做。揭去电子显微镜的套子，打开离心分离机，戴上凉爽的橙色护目镜。

我们能把这些调查研究的结果跟具体的基因挂上钩吗？当然能。研究人员查看了 40 对同性恋兄弟的 DNA，结果发现，他们中82.5%的人有现在众所周知的、遗传自母亲的 X 染色体上的 Xq28 基因。出现这种巧合的情况在一般人中不到 1%。尽管该结果在后来的实验中未经证实，但它肯定引起了关注。

科学家也许已经分离出了同性恋基因。其窍门就是不要排斥它。

这样看来，Xq28 基因使你成为同性恋啦？并不完全是，因为基因是在种种环境因素制约下与其他基因共同合作才表现为显性的。当然，一个人要是有 Xq28 基因，那他成为同性恋的可能性就大得多。

嗨，同性恋伙计们。下次去搞俱乐部时，先扫一眼房间，看你能不能看到两种不同类型的同性恋者？

虽然实验室里的技师可以从科学上证实只有两种同性恋，但实地调查报告中记录的种类要多得多。业余人类学者已经记录、标示、提供了足够多的样本，可以组成一整套周期表了：博伊斯（bois）、快乐男孩（boyz）、男扮女装之王（drag kings）、性别犯规者（gender outlaws）、m2fs、泛性主义者、硬汉式的充当男性角色的女同性恋者、五花八门同性恋者、激进同性恋者、人妖、皮家伙（leatherlads）、科学小子等。但愿这些术语在科学上稍微显得体面一些——或许来点拉丁语——可这就是现实发生的情况，是研究人类的业余研究者在实际做现场调查研究时了解的情况。尽管没有资金，但这些离经叛道的研究者发现了促成动机形成的神秘手段。他们不知疲倦地收集了足够多的、不断变化的样本，并且指出，人类的性行为变化多端、难以预知，呈现出多样化的状况。

同性恋基因，本来可能在人类家庭只确保了如此大的作用，如果它以某种方式赋予了侄儿侄女、外甥外甥女巨大的生殖力——事实上是如此巨大，本可以抵消不直接生育的生殖上的劣势。而这就假设同性恋者本来没有孩子，这样的假设并不合理可靠。在更新世的公社里，男女同性恋者是其家庭至关重要的养家糊口之人吗？

迄今为止，还没人令人信服地证实，在当今社会，那些男女同性恋长辈在子侄辈身上投入的财力，比异性恋长辈投入得要多。但我们是否据此就应该推断出，在遥远的过去，祖先中一切物种的同性恋者也必定如此？

唯一可以调查的地方就是：其他物种里面的同性恋长辈。

33. 两种同性恋者的两种基因

精子来自男人
卵子来自女人

JINGZI LAIZI
NANREN
LUANZI LAIZI
NVREN

男女差异的真实原因

34.
动物的同性恋父母

　　整个世界都变成同性恋了吗？雀鸟和蜜蜂、蝴蝶和甲虫、蟑螂和蟋蟀、海豚和鹿子、大猩猩和鹅、章鱼和逆戟鲸、鸽子和豪猪、鲸和疣猪。不雄不雌的变态天竺鼠。雄性化的同性恋雌企鹅，它们还要袭击雄性。同性恋蝙蝠。同性恋熊。还不要提那些（啊嗨）大角公羊，它们就像古代全是男性组成的参加秘密祭神仪式者。这些家伙真的是全力以赴去搞同性恋，一大群一大群的，卑鄙下流，一眼望去，没有一只雌性。看看野生世界吧。下次要是有人说同性恋是不合乎自然规律的，那就把自然界的情况指给他们看。

　　一只异性恋的公鸵鸟向母鸵鸟献殷勤，用的是拘谨的展示和浪漫的歌声。可是，公鸵鸟追求雄性同伴时的展示却大出风头，令人难以置信。同性恋鸵鸟以每小时 30 英里的速度冲向所爱的对象，就在要撞上之际猛地刹住，踮起脚尖旋转，抖动翅膀，将脖子扭成螺旋状。它们甚至不想费心去唱歌。有 2%的公鸵鸟这样干，而求爱者追逐的对象并非总是有明显的同性恋倾向，尽管——谁知道呢——它们也许有某种我们不知道的同性恋行为。

　　有一种动物，甚至从来没有观察到过有异性配对的情况，只观察到同性配对。这种动物就叫（我发誓）小金背三趾啄木鸟。既然这种鸟不停地在繁殖，必定有些离经叛道的异性恋小金背三趾啄木鸟在某个地方秘密地配对。

同性恋者成了出色的父母双亲。

粉红色的公火烈鸟一起性交、筑窝、抚育幼雏。它们似乎并不在意是粉红色的(寓意下流庸俗)。

母灰熊互相建立起终身的友谊，共同抚养幼熊，甚至推迟冬眠时间以便有更多时间在一起，就像同宿舍的女孩很晚都不睡，熬夜闲聊一样。

异性恋的宽吻海豚并不建立起终身的配对关系。只有同性恋的宽吻海豚才建立起终身的配对关系。有些宽吻海豚就专一只搞同性恋。这是违反自然规律的反常现象，因为大部分宽吻海豚都是有两种性需求的。它们的大脑也比我们的大一些。

从基因遗传上讲，最接近人类的动物就是非洲的倭黑猩猩。单个的倭黑猩猩，每一只都是两性恋的。跟人类相比，它们搂抱得更多一些，打架打得少一些，都是男女平等主义者，性交的次数多得多。

人类可以隔离同性恋基因，可我们似乎无法排除它。它就在那里，舒适地依偎在我们的基因组内，仿佛它有某种手段来保证我们这个物种的生存延续。基因的成功，难道不是依据它在子孙后代中将自己复制了多少份来决定的吗？进化过程怎么会做出这样的安排，选择连后代都不能产生的性行为？这种事情似乎就像一个巨大的难以理解之谜，不过，你观察了黑天鹅的同性恋叔叔伯伯的情况就明白了。

雄性同性恋黑天鹅建立起持久的配对关系。既然都是雄性，它们有能力保卫的疆土就比异性恋夫妇大得多。同性恋黑天鹅收养或

精子来自男人
卵子来自女人

JINGZI LAIZI
NANREN
LUANZI LAIZI
NVREN

男女差异的真实原因

抢夺别人的蛋，养育雏鸟，平均起来，它们在繁殖年龄抚育的后代是异性恋夫妇的两倍。

如果你是异性恋，而你的兄弟姐妹是同性恋，你就极有可能携带着隐性同性恋基因。假如同性恋黑天鹅从其兄弟姐妹那里得到的蛋经常都足够多，而且抚养的侄儿侄女是异性恋夫妇子女的两倍，简单计算一下就可以知道，种群里的同性恋基因便要占优势。

雌性的同性恋环喙鸥和加州鸥也改善了基因生殖情况。为了抚养幼鸟，需要双亲的家庭，一个觅食养家，另一个保护鸟巢。一旦雄海鸥数量不足，多达5%的雌海鸥就会同另一只雌鸟共同抚育自己的幼鸟。经过长期的求爱过程，它们就建立起一个窝来。

接着，这两只母环喙鸥就玩起了与女同性恋者一样的老把戏。它们向已经有了配偶的公海鸥唱歌献媚。由于炫耀了自己的允诺，要进行热辣的同性恋行为，它们把公海鸥引诱进自己的鸟窝，利用它来获取精子之后，就将它驱逐出境。这样做常常会惹恼前来通奸的公海鸥。雄环喙鸥可能是凶猛的斗士，而且通常都比雌环喙鸥强壮，可它们在守护鸟窝的两位同性恋者面前，就显得软弱无力啦。同性恋者似乎对窝特别有感情。

双亲家庭中的同性恋雌海鸥把幼鸟抚育长大，而如果它们是单身母亲，就绝不可能办到这一点。生物学家们至少在两种海鸥中可以看到，类似女同性恋关系的基因是如何享有自然选择优势的。

在任何物种里面，只要雄性间互相残杀的数量足够多，女同性恋关系就会成为抚育后代的可行策略。浏览一下最近的历史教科书吧，看看你是否发现了任何证据，以证明为争夺领土、资源、子宫，男性智人大幅减少了自己的数量。这种情况下，一个姑娘能干什么呢？

或者不如说，一个姑娘能跟谁干什么呢？既然智人大多数的性交活动是用来建立联结关系，而不是用于生育目的，那么，同性恋的配对关系就使守寡的单亲母亲有了传宗接代的优势。如果想要知道周围没有男人时，一个异性恋姑娘会干什么，就去参加韦尔斯利学院的校园聚会吧。真是我曾经去过的最糟糕的泡妞场所。

假如女人将此秘密透露给了武士，他们就会停止人类的战争。"嗨，弗里（Fury，意为"狂怒"）军士，想为这小块土地而战，还是偷偷溜回家去，观看小姐和女仆干事，打得火热？"为了争取世界和平，只需要明白男人的动机就行了。

年轻的母鹅有时会成为"电灯泡"，参与搅和同性恋母鹅打得火热的风流韵事。你们女士中有些人知道是怎么回事。同性恋母鹅喜欢跟它吊膀子调情，可是，同性恋母鹅一旦争奇斗艳，相互求爱，就总会把年轻母鹅凉在一边。不过，母鹅找得到方法来获取那些同性恋基因。一旦有公鹅性欲大发，母鹅就会真正潜入其间，尽力让自己受精。在一番颠鸾倒凤的云雨之后，母鹅常常是大功告成。如果母鹅受精成功，过一段时间就会看到一个有三个父母亲的家庭在岸边吃食：一个妈妈，一群小鹅，两个爸爸。

34. 动物的同性恋父母

母牛之间的火辣同性恋举动往往会引得公牛性起，阴茎长伸。公牛注视着母牛的舔阴动作，过了一会儿，农场主过来为它完成心愿。美国中西部的养牛人，把母牛上母牛的行为当成是让公牛做好准备繁殖小牛犊的途径，然而，他们难得将这种方法用在自己的私生活中。

对逆戟鲸的一项大型研究，涉及到了雄性逆戟鲸一些同性恋行为的事件。美国海洋哺乳动物委员会购买了该研究论文，只把提到

精子来自男人
卵子来自女人

JINGZI LAIZI
NANREN
LUANZI LAIZI
NVREN

男女差异的真实原因

同性恋的地方删除，就将其作为官方报告发表了。

这显然是异性恋共同策划的阴谋。这种阴谋集团操控着政府、教会、学校，并且把动物学的论文篡改成了宣传资料，以服务于他们那隐秘的异性恋日常工作。

如果你觉得好笑，那他们也已经对你产生了影响。这不是开玩笑。布鲁斯·巴格米尔是《生物丰富性：动物同性恋与自然多样性》（圣马丁出版社，1999）一书的作者，他记述了活跃在第一线的野生动植物生物学家，他们是如何坚持不懈地描述了动物中的同性恋性行为，如"问候"、"安抚"、"支配仪式"等。

一大群公海象相遇了，它们跳跃向前挤成一大堆，有好几分钟的时间，它们热情洋溢地相互摩擦，呻吟叫唤，彼此舔个不停。生物学家说，这就是"问候行为"。我不明白，为什么友好地打招呼就得跟射精搭上界，那不会是同性恋性行为，因为雄狮也打招呼。得啦，百兽之王绝不是同性恋，那是"安抚"。

博士学位课程有个值得自豪的传统，把研究报告的措词尽量搞得费解难懂。描述黑猩猩的睾丸和海象的纵欲行为，并且使这种描述以某种方式变得令人厌烦，这是一门技艺，需要多年的学术训练才能学到。我很惨，从来没有在有发作性睡眠病的科学酒馆里受过培训。恐怕我得像正常人那样写出报告。诸位请忍耐一下。

颇有男子汉气概的热带大草原公狒狒，它们打招呼时相互击打对方的阴囊。它们也跨骑性交，用鼻子触摸臀部，吻生殖器。在未经训练的人看来，这样的行为也许像是"友爱"之举。我们这些生物学家知道，这是支配行为，虽然我认识的一些同性恋者拒绝承认这样的区分。

甚至在美国最受人尊敬、最保守的动物研究机构里面,公羊中的同性恋都十分猖獗流行。对驯养的公羊进行的一项研究发现,16%的公羊在交配季节拒绝交配。6%的公羊似乎对性交完全不感兴趣。10%的公羊只对跟别的公羊性交感兴趣。都是公羊,的确如此。

甚至那些作为纯洁典范的绵羊也有种种同性恋倾向。雷克斯·沃克纳写过一篇论文,收在《四面八方之外:同性恋美洲集锦》(华纳丛书,1995)一书中,用他的话来说:"爱达荷州杜波依斯的美国农业部绵羊实验站里,8%的公绵羊都是同性恋。"这些绵羊进行肛交——竟然在大庭广众之中! 同性恋绵羊群落中最大的社会问题就是,大多数同性恋公绵羊想要在上面,于是就很难找到让它们去干的屁股。在农业部,同性恋公绵羊的屁股格外受欢迎。

生物学家们怀着深深的敬畏,聚焦到一起来探讨工具的使用,怎么没人提到人造假阴茎的使用呢? 灵长类动物花时间和精力去制作性玩具。短尾猴在使用工具去获取白蚁或砸开坚果方面,并不是很聪明。可是,有一只雌性短尾猴展示了 5 种不同的性玩具作品,它独自用这些玩意儿来取乐。再说一遍,你得弄明白雌性动物的动机。白蚁还是性高潮?

有了尾巴,谁还需要情郎? 雌性日本短尾猴酷爱自己的尾巴,虽然它们得异常频繁地去对其进行清理。灵长类动物学家仍然在研究,为什么它们还要费心去制作性玩具,既然它们生来就有个人自慰震荡器。

那些生来尾巴不那么诱人的动物就得进行创新了。母豪猪利用松果球,或跨骑树枝棍棒来自慰。随后,公豪猪就在还散发出浓烈母豪猪骚味的树枝上自淫。我估计,用女人的高跟鞋把你堆起来,就的

精子来自男人
卵子来自女人

JINGZI LAIZI
NANREN
LUANZI LAIZI
NVREN

男女差异的真实原因

的确确会使你越发性变态。

鹿角是性敏感区域。公鹿在树上擦鹿角,一直擦到出现性欲高潮。海豚、海龟、鲨鱼、镘鱼(不是带电的那种)在海床上、水池底部和试图研究它们的人身上擦生殖器。公海豚把生殖器戳进彼此的喷水孔里面去。母海豚将自己的阴道当成吸盘来捡拾物体。我们人类的女祖先要是学会了这一招,我们说不定就绝不会进化出双手来。

想象一下你不会交谈的情况。你跟朋友们整天无所事事,赤身裸体。没有电视,没有杂志,没有宗教,没有挡住隐私的墙壁,只有食物和肉体,你如何消磨时间?

就拿我的狗做例子,动物必须以惊人的速度让自己和对方得到快感和满足。

现在我有这种感觉,我所见到的每一次天性的展示,都把我全身扒得精光。"奥马哈相互保险公司野生世界"这档电视节目本来可以有多得多的野性和相互性。节目之所以成了现在的模样,是因为反映天性的记录片,受到了奥马哈市的一家保险公司的控制。

还不仅仅是电视节目受到了阴险的异性恋阴谋的控制。看看探索频道吧。那些家伙毫不为难地告诉我们的孩子,异性恋公熊杀死幼熊,并强奸它们的母亲。难道女同性恋的性爱和对后代的养育,对我们孩子的威胁还要大得多?

假如只有天然性交才是生殖性交,那这种性交肯定极其稀少。我们人类主要是进行非生殖性交,比如绝经期后的性交、月经期间的性交、怀孕期间的性交、哺乳期的性交、口交,以及同性间的性交。智人这种空前频繁的性交形式,就是你所拥有的性行为。你晓得我在说什么。跟你最中意的情人性交吧。

为什么会这样？为何进化要选择不产生后代的性行为？进化知道得太清楚了，你无法自己让自己受精怀孕。自我受精的选择还是留给蜗牛和小麦吧。那么，你从哪里可以达到情欲高潮来取悦自己呢？

应该了解一下基因学说中一个深奥复杂的概念了。为了阐明这个微妙的抽象概念，必须对一个关键的个案研究进行仔细分析，该个案就是：你无法停止手淫行为。

进化的任何设计都不是针对某个目的。进化碰巧设计了性敏感区域，因为性敏感区域碰巧跟生殖密切相连。这并不是说，任何生来就有这些肉体享乐机制的生物，就必须利用那些机制来进行生殖。自然选择创造了你的生殖器，但你不想要的话，你的生殖器就不必为自然选择效劳。

我的双手不是设计来在键盘上打字的。可是我此时就在用双手打字。这是好事。

进化让我有了双手，因为双手在过去一直跟生殖紧密相关。这并不意味着进化给了我双手，为的是促成更多的生殖。自然选择是位缺乏计划的盲目设计师，设计了没有目的和用途的东西。我们选择了目的和用途。

在天主教学堂里，我受的教育是，手淫会使罪人变成瞎子。后来科学证明，有规律的定期性满足对健康有好处。看看书后面护封内折边上，有我的照片。我已经73岁啦。

之所以有生殖器，是因为生殖器将你们的祖先同其他人结合在一起，其次是因为可以用来增加人类的数量。除此之外，它们就待在

精子来自男人
卵子来自女人

JINGZI LAIZI
NANREN
LUANZI LAIZI
NVREN

男女差异的真实原因

那里，就在那里摆着不用，一天 24 小时。

你是如何消磨时间的？来看看一对鲣鸟吧。

35.

鲣 鸟

哈！这个标题原先只是为了吸引异性恋男人和女同性恋者。信不信由你，我将要告诉你的，是全部你所需的有关鲣鸟的知识，不会提到一个女人。

蓝脚鲣鸟，就像花亭鸟一样，用沙子来筑窝，其目的不为别的，就是为了打动配偶。交尾之后，蓝脚鲣鸟一般都会拆毁自己的爱巢，修建更适合养育孩子的东西。鲣鸟大量地进行"繁殖性地求偶炫耀"，这是一个生物学术语，用来描述为了宝宝而大显身手的行为。

一旦有鲣鸟慢慢从窝旁经过，求爱活动就开始了。鸟窝的主人要是有兴趣的话，那只路过的鲣鸟就登上鸟窝，亮出自己的蓝脚。窝的主人要是一直望着，外来者就仰头朝天，张开翅膀，鼓起胸脯，大声鸣叫。鸟窝主人的典型反应就是把鸟喙埋进羽毛。它们爬进鸟窝，于是就听到里面传出呻吟声和鸣叫声。它们进行了交尾，主要是从屁股后面进行的。

我的部分研究工作，就是搞了一次私人科考探险，以便研究其他求偶炫耀动物。我没有得到任何资助。由于是写小说的作家，又没有博士学位，就甭想有任何科学地位。我得自己负担科考的经费。我在车上装载了科学仪器，驱车5英里，去了圣弗朗西斯科(旧金山)

精子来自男人
卵子来自女人

JINGZI LAIZI
NANREN
LUANZI LAIZI
NVREN

男女差异的真实原因

的贝克海滩。

同性恋者,就像花亭鸟和鲣鸟一样,用沙子筑巢,不为别的,就是为了吸引配偶。贝克海滩呈蜂窝形结构,有这种求偶炫耀动物独一无二的堡垒。一旦有缓慢游荡者从自己车里亮出身体的某个部位,求爱活动就开始了。通常亮出的不是双脚。要是堡垒的主人感兴趣的话,游荡者就会走近沙堡,进行更仔细的观察。就在他们要进窝的时候,游荡者一般都会朝天竖起自己的阴茎,挺起胸膛。此时此刻,窝的主人就会发出啸叫声,常常会把嘴巴埋进羽毛里。于是他们进入沙窝,里面便传出了呻吟声和咯咯的浪笑,尽管不再有啸叫声了。

我出于科学的好奇心,偷偷爬近沙窝。我马上就得采取规避行动了,因为那两个科学样本正在冲我表演求爱仪式。起初我感到尴尬和恼怒。难道我头上戴的科考帽子没有给他们任何暗示,我来此处是为了科学研究?不过,我以前还从来没有受到过如此众多的体面召唤者的如此华丽炫耀的引诱了。很快,我就在试验,像母鲣鸟那样扭动身子。我抖松羽毛,摆动胯部,蹒跚而行。求爱的召唤突然就停止了。噢,行啦。还是去收集数据吧。

那两个家伙搞完事之后,便离开了窝,去停车场和女人待在一起。我说着诙谐的玩笑话,试图也去凑个热闹,可那些女人对那两个同性恋家伙更感兴趣,因为他们始终是机灵鬼,该死的家伙。我一露面,我刚才的侦查行动大约就使两个同性恋家伙不吱声了。我只好慢慢后退离开,静静地观察了一下午,并且有了结论。

有着阿诺德·施瓦辛格的形体、埃尔顿·约翰的衣着、利伯瑞斯的洁癖、奥斯卡·王尔德的智慧,还有许许多多的女性爱慕者和崇拜者,然而却不利用这些得天独厚的优势去勾引女人上床,我觉得似乎精神不正常,是在犯罪。更不要说在沙子里面做爱性交啦。

有人坚持说,同性恋是一种选择,我认为他们是在说,一定有同性恋的情感。我肯定没有体验到我自己的异性恋是一种选择。我没有这种感觉:我成长为一个少年,遍观各种各样的选择,然后说道:"对啦,我看我要当个异性恋者。"我埋头干自己的事,在玩卡车,突然,苏西·普利姆顿从旁边经过,我发出"乌……乌"的声音来撩她。我知道我本该讨厌她。我昨天还讨厌她。以我对苏西的了解,她身上肯定长满了虱子。可是,根本看不出有什么合乎逻辑的理由,我猛然间觉得真的真的真的好想摸她呀。我有什么错? 难道我想染上虱子?

读中学的那几年,我有这种感受,自己身上出现的异性恋性欲是可耻的秘密,不该让人知晓。在人类文明史上,除了怯懦的娘娘腔男人,没人有过这种感觉。我的阴茎不由自主地开始激烈运动,显然我得为这事到处寻医问药。我竭尽一切努力来和我的鸡鸡抗争,最终我不得不承认这一事实:我是异性恋者。我在羞愧中度过了好几年,才有勇气走出去与人交往。

世上没有任何力量能够使我做出"选择",以便发现比利这个鼻涕虫是可爱迷人的。诚然,比利擤鼻涕的技巧很吸引人。他可以用口把鼻涕喷到空中,然后用嘴巴接住。我很羡慕他的高超技艺。我自己一试,总是把口水喷得满脸都是。我没法让唾液聚成一团,像比利那样做得顺溜。比利无疑值得追随。我想跟他形影不离。我喜欢他。就算如此,可我并不想摸他呀。突然之间,我们无论如何要惹姑娘们厌恶的举动似乎像个坏主意,跟我信奉的一切都格格不入。现

精子来自男人
卵子来自女人

JINGZI LAIZI
NANREN
LUANZI LAIZI
NVREN

男女差异的真实原因

在,姑娘们好像是对的,他就是那个身上有虱子的人。

如今我是成年人了。男人一般都有虱子。我好朋友的膝盖在桌子下面碰到了我,我的反应就像一个二年级的女生碰了我。"咿咿……哟!"不管与虱子相对的东西是什么,女人都有那东西。她们有反面的虱子。

在杰里·斯普林杰脱口秀节目中,那个戴牛仔帽的家伙(我把他看成是人类学家)对我说,他痛打同性恋者,因为他们的选择是犯罪。此时,我听到的意思是,那家伙有同性恋情感,但他的选择是拒斥,并对别人做出另外的选择而倍感愤怒。我觉得尤其没有必要去痛殴同性恋者——嘿,还可以多给我留些女人——也用不着强制性地在室内戴一顶牛仔帽。

可我不禁注意到,在贝克海滩的蜂窝状沙穴中,牛仔帽的作用甚至大过科考帽。

异性恋者难道不应该感谢同性恋者吗?所有相貌最帅的、穿戴最考究的家伙,结果发现都是同性恋,这一事实算得上是大事情。也就是说,异性恋女人没有别的选择,只能同我这样的男人约会。我全力支持尽可能多的男人转变成同性恋,促使异性恋女人不顾一切地一窝蜂涌向一文不名的作家。

我的室友们读到这一章时,都赞成这样的陈词滥调,说同性恋者比我长得英俊,比我穿得漂亮,比我聪明。可我一提到利伯瑞斯、埃尔顿·约翰、阿诺德·施瓦辛格,他们就装出一副作呕的样子。他们说,我提这些名字,就是一个异性恋家伙对爱赶时髦的同性恋者的典型看法。我说:"那好,有哪个比这些人更酷?"我的室友们说,我每次想跟女人约会,他们都能巧妙地夺我所欢,我要想弄清楚个中原因的话,最好是做点调查研究。

　　出于一己之私利,我对将同性恋归还给智人的人们进行了一番
科学研究。

196~197

35.鲣鸟

精子来自男人
卵子来自女人

JINGZI LAIZI
NANREN
LUANZI LAIZI
NVREN

男女差异的真实原因

36.
同性恋智人

许多变性人都声称,甚至从 6 岁起,他们就体验到了那种强烈的直觉,自己的身体不对头。本人亲历的事具有极强的说服力。变性人常常称自己的身体是被迫戴上的"面具"。

D. F. 斯瓦布是阿姆斯特丹神经科学研究所的研究人员,他在荷兰大脑研究所里将男变女的变性人大脑剖开,结果发现,男变性人的大脑有女性的结构。

你的爬行下丘脑分管你的性行为。下次你的下身湿了,或小鸡鸡硬了,记得向下丘脑表示感谢。下丘脑里面有终纹,就是一般人熟知的纹状核(BST),约有一粒米那么大。男性的纹状核通常要比女性的大 50%。女人的较细小,男人的较长。使我们成为男人的就是这玩意儿。你是异性恋还是同性恋都没有关系。如果你是男的,你的纹状核米粒平均要比女性的大 50%。

除非你是男变性人。

据估计,35 万人中有一个人会认为自己生下来性别就搞错了。斯瓦布花了 11 年的工夫来收集变性人——那些声称自己从孩提时候起就"感觉是女人"的男人——的大脑,并把他们的大脑同其他人的大脑进行了比较。斯瓦布发现,变性人——只有变性人——的纹状核与女人的一样大。正如研究者们在其报告中所说："纹状核的大小不受成年人性激素的影响,是独立于性倾向的。"

斯瓦布说："我们的研究结果表明,还可能涉及到大脑的其他结构。",而纹状核只是"冰山一角"。斯瓦布认为,有"与这些结构相联的整个细胞和神经纤维网络,而我们只是发现了那些细胞和网络的第一个"。

我们大脑中的那颗小米粒,也许就类似于英格兰小岛,它曾经支配了整个地球。你的身体看上去像是男人,而你自己感觉像个女人,不要烦恼。你大脑中的一个小帝国支配着你的性特征,它看起来就像女人的小帝国。就你的下丘脑来看,你就是个女人,有没有阴茎都是一回事。

这样看来,男变女的变性人有独特的女性大脑结构。同性恋者有自己独特的大脑结构吗?

西蒙·利维博士是加利福尼亚州拉霍亚市索尔克研究所的神经生物学家。他比较和对照了下丘脑中"调节典型男性性行为"的另一种结构,于是,他极不情愿地一夜成名。该结构只有一毫米大。大脑科学家给这个男性生殖活力所在地取了个性感迷人的名字 INAH3(下视丘前叶第三间隙细胞——译注)。

研究结果证实,男性异性恋者的 INAH3,平均起来,比女人的 INAH3 要大 1~2 倍。可男性同性恋者的 INAH3,平均起来,跟女人的一样大。

利维本人就是个同性恋,他说："我是说同性恋男人有着女人的 INAH3——他们在那个特定部位装着女人的脑子。"

利维成了政治风暴的中心。他的邮箱里要什么邮件就有什么邮

精子来自男人
卵子来自女人

JINGZI LAIZI
NANREN
LUANZI LAIZI
NVREN

男女差异的真实原因

件,大肆攻击的或狂热支持的都有。憎恶同性恋的人爱他。同性恋者也爱他。憎恶同性恋的人恨他。同性恋者也恨他。人们感激他,证明了同性恋无罪。人们嘲笑他,是一名自我憎恨的同性恋。人们说他抑制了宗教权利。人们说他加强了宗教权利。

注意,我在上面突出了"平均起来"几个字。那里面就包含着从科学角度对该发现的批评。利维发现了男性大脑中 INAH3 大小的范围。最大的 INAH3 绝大部分在异性恋身上。最小的 INAH3 绝大部分在同性恋身上。可是在一系列的大小范围内,明显有很大的重叠部分。要是 INAH3 不大不小,便没办法说清楚一个大脑是异性恋的还是同性恋的。

有一种看法,认为性倾向是逐步发生变化的。上述的批评使这种看法变得更明确了。性特征难道也是类似于 INAH3 大小范围的连续体吗?

为什么所有最具启发性的调查研究都是针对男性大脑的?可以肯定,系统研究男性大脑,女性是不会感到有什么问题的,但一切女同性恋的数据在哪儿呢?难道女人又一次受到了不公平的待遇?

这些问题的答案就在远古的雌性动物身上,它们的历史比雄性动物长 4 倍。雄性动物的历史只有 10 亿年多一点儿。远古的雌性动物极其缓慢地逐渐进化出雄性特征来。

假如你去上过高级生物进修课,你也许会记得要被迫学习厄恩斯特·海克尔的生物学格言:"个体发育史重现种族演化史。"

这是爱摆架子之人的奇客卖弄之谈,它的意思是:胎儿的生长重演了进化历程。未出生的婴儿先看起来像猴子,后来才像人。在像猴子之前,像两栖动物。像两栖动物之前,有鳃和鳍。有鳃和鳍之前,像蠕虫。一直回溯到胎儿最初开始形成的时候,每个有机体看上去都像女人。

这并非是说,男性是女性进化而来的改良品种。这意味着,女性创造了男性,以便更好地促进自身的生殖。女性是第一性,而男性为第二性。上帝并未取下男人的肋骨来制造女人。远古的妇女团体用女性的核糖体制作了男性。

核糖体就是每个细胞中众多的分子发动机,它们以每次一个分子的速度建造有机体,只需用20个氨基酸当材料,并把以数字方式编码的基因指令读入脱氧核糖核酸。听到了吗? 它们刚才又把一个蛋白质焊进了你的手指甲。核糖体就是建筑工人,在你体内坚定不移地搞建设工程。在长达约30亿年的时间里, 雌性掌管着全部事务。

很早以前,在人人都是单细胞女性的日子里,我们通过分裂细胞来克隆女儿。一旦个体之间互换基因成了生殖优势,我们就开始有了性别,性别引起了更多的差异。有的子孙后代小一些,有的大一些。这就使得有性竞争十分有趣。女性发出命令,要核糖体工厂创制出一些较小的子孙后代,将养料用在培养机动灵活性上。这些子孙后代就是男性。突然,单细胞女性再也不想是单的了。她们想要子孙后代利用男性基因。女性创造了男性在男女之间传输的基因。

请注意,从一开始就非常公正,男性更机动灵活,更好斗逞强,更容易饥饿,而女性更安静平稳,更敏慧容忍,更富于营养。男性放纵任性对其有好处,女性审慎挑剔符合其利益。

也就是说,所有男性都必须依据女性的身体规划来构建。在构建的过程中有很多个步骤，并非所有的男性都走完了成为男性的一切步骤，而有些女性则朝男性的方向走了那么一两步。

精子来自男人
卵子来自女人

JINGZI LAIZI
NANREN
LUANZI LAIZI
NVREN

男女差异的真实原因

37.
为什么男性和女性实际上并不存在

实际上并没有性别这码事。真正说来，人类的性别有 600 万种，每一种都顺着一个连续轴排列，从统计学上来说，不是靠近男性一端，就是靠近女性一端。画图来表示的话，一边是男性，另一边是女性，画出来的图就是一个大大的 U 字形。绝大多数的人都处在图上两个尽头的某个位置上。一小部分人位于中间某处，值得注意，就像杰里·斯普林杰的节目中那个牛仔。任何餐厅都不会修建 600 万个卫生间，有的只是"男厕"和"女厕"让我们去解决问题。

你在认定自己是男是女方面有麻烦吗？你的生殖器只能说明部分问题。不能只是跳着华尔兹上前说道："我有阴茎！让我进树上巢屋玩吧！""我有阴道。我们去逛街购物吧！"

且慢。要成为男人和女人，需要一整套身体上的零件和心理上的小配件。许多男人没有配齐全部男性零件，而许多女人没有配齐全部女性零件。我们很多人是一样有一点，在大脑中互相影响。

比方说，我的大脑中就有女性零件。

看看我吧。我看上去就是个典型的男子。我的行为举止也像个典型的男子。我对男人的玩意儿很在行。我能接球和投球。我的方向感很好。我对简·奥斯汀腻烦透了。格子花呢跟格子花呢既然是

精子来自男人
卵子来自女人

JINGZI LAIZI
NANREN
LUANZI LAIZI
NVREN

男女差异的真实原因

完全一样的东西，它们怎么可能不"相配"呢？不管怎么说，究竟什么是"环境氛围"？她居然胆敢说，她在说话时我看比赛就是粗暴无礼的举动。她就是那个我想看比赛时喋喋不休的人。

可是，在研究生物进化的整个过程中，我做了一些证明男女之间认知差异方面的测试，结果发现了让人心烦的事情：

我有一个女性大脑。

我有阴茎！我敢发誓！因此，只需坚定不移地、带着男子气概确定这一点：我肯定有阴茎。相信我吧，我在测试时检查核实了好几遍。

一切都起始于我厌倦了阅读学术文献的时候，那时我突然迷上了罗恩·范·德米尔和阿得·杜鼎克撰写的《大脑测试包：对头脑之谜的互动式三维探索》（朗宁出版社，1996）。我知道该书肯定能增进知识，因为范·德米尔就是写了有立体跳出式图片的《芝麻街》图书的那个家伙（嗨，很有意思，对吧）。

首先，我参加了女人应该擅长的测试。看吧，这些颜色类型中，哪一种逐渐褪色成为跟样本完全一样的类型？噢，显而易见，样本有着细微的明暗浓淡变化，从浅紫光蓝色到碧绿色到青绿色到矢车菊蓝，而那些测试的类型就没有变化。我一定是把这个类型搞错了，因为太容易分辨。现在，我应该在头脑中确定出这种对等关系。似乎又是太容易了。你想告诉我说，大部分男子都无法确定？这些项目中哪一项跟那些项目相匹配？再明显不过！这些图片中的哪一张有一个微小的细节跟其他图片不一样？再简单不过！

我只用了半分钟就完成了测试。我核对了答案，完全正确。这明显说明男人占优势。我等不及向女朋友展示这种优势。科学证明，我永远是正确的！

接着，我参加了男人应该擅长的测试。这应该是轻而易举之事。等等，这些全部都是相同的三维形状，只需翻个面？我看这些形状好像都不一样。我猜答案是 B。我要是在这张折叠的纸上戳个洞，再把它打开，我应该预计得到，所有的洞都在打开的纸上。我是什么人，现在成了折纸专家了？为啥针对男人的测试难度大得多得多？嘿呀，一个抽象的理论词难题！我讨厌这些题！我应该在今后的 12 天里卖掉多少蒲耳式的东西才能弥补有 24%亏空的——什么？我选 C。

我花了 5 分钟时间才做完了测试。我核对了答案，1/3 答错了，还有 1/3 纯粹是蒙对的。

204~205

我不能干男性的智力工作！

更糟糕的是，我对女性的智力工作胜任愉快。无疑，我得少吃露娜能量棒。

再试试迷宫游戏。哈！我走完全部迷宫还不到一分钟！打败了那个姑娘！我的男性智力又恢复啦！

于是我检查了答案。女人走迷宫是靠记地标。男人走迷宫的典型做法是靠几何图形，甚至不会去注意地标。我记不起所走路线的抽象形状，但我记得迷宫中的每一个细节。

我合上测试书，两耳发烧。我的大脑里没有睾丸。

我从图书馆飞奔回家，换上法兰绒衣服，拿起操作手册，举起一些重物，订了牛羊肉和啤酒。我忽然想到，要把汽车发动机拆开：我有大多数男同胞都没有的手艺。

我寻思着："太酷了！我有女性的大脑！这便是我有那么多女性朋友，而且可以通宵达旦闲聊的原因！这也是我有直觉，比较敏感，

精子来自男人
卵子来自女人

JINGZI LAIZI
NANREN
LUANZI LAIZI
NVREN

男女差异的真实原因

善于倾听的原因！说不定我可以利用这一点来勾引女人上床！"（我并没有说我大脑里的全部零件都是女性的。）

回到更新世的热带大草原上，我就是那个打猎时迷了路，听到野猪冲过来就尖叫，意外地将长矛投中了格罗克的家伙。跟我一起打猎的同伴痛打了我一顿，打得我痛哭流涕，然后把我送回了家。我在家里照看孩子，缝制漂亮花样，听别人说话触景生情，样样在行。后来，男子汉们又出发去追踪一头巨大的食肉熊了，我上了他们的老婆，让他们的睾丸肿胀，把我那少女般的男孩基因传递下去。

令我着魔的不是我的成绩。令我着魔的是，我碰到的所有女性问题都很简单容易，一目了然。所有的男性问题都困难重重，使我眉头紧锁，让我头痛。

研读所有这些男女认知测试报告，最有趣的莫过于读到一种性别对另一种性别表现的反应。不光是男人女人发现自己的测试很容易，关键在于，他们看不到另一种性别是如何看不到的！

在阿契人中间，女人气的男子称为潘鸡。粗略翻译一下，意思是软蛋或胆小鬼。潘鸡不狩猎，但要纺织和跟姑娘厮混。别的阿契人要作弄他们，让他们成为下流玩笑的笑柄。如果阿契人成为了英勇非凡的猎手，就可以多有一些子孙后代存活下来，那么潘鸡的基因如何会连绵不断地冒出来？这是勇敢的猎手们一定想知道的一个谜，因为他们外出狩猎，把女人和潘鸡留在了家里。

我有 5 年时间在湾区当保姆，唯一的男保姆。母亲和孩子都很喜欢我。父亲则容忍我。对每 100 个想要女保姆的家长来说，就有一个小男孩对所有那些阿姨感到十分厌倦，而想要人跟他角力摔跤。我垄断了这个市场，母亲们开始向别的母亲推荐我，而我的保姆生涯就自动延续下去了。特别是有一次，在提到走廊里阳光太强的时候，我主动提供免费咨询，解释了为什么桃树正好不能像报春花一样起作用，增添流动感。

看上去，我身体上大部分可见部位是男性的，我大部分看得见的行为也是男性的，然而，我有些认知才能更适合于采集坚果，照顾小孩。

约有90%的妇女的大脑与女性行为密切相关。约10%的妇女有男性化的大脑，她们中再有约10%是同性恋。

据估计，80%~85%的男人其大脑与男性行为密切关联，15%~20%的男人有女性化的大脑，他们中有些人是同性恋。

这些都是极其粗略的估计，从各种渠道采集而来的数据，但好像男人有可能成为同性恋的概率是女人的两倍。

美国人成为同性恋的百分比大体是多少？我们又得依赖民意调查，就像我们用来确认总统支持率的那种民意调查，充其量也就是大致的估计。根据这些调查，我们估计，4%~5%的男人，2%~4%的女人，终其一生，大部分时间主要是同性恋。2000年美国人口普查确认了有多少对同性恋夫妻是以终身伴侣的身份同居在一起，据推断，全部人口中的同性恋比例是，2.5%的男性和1.2%的女性是同性恋者。

2∶1的差距在众多的推断评估中都是一致的，尽管两种性别中都有7.5%的人经历过同性别人的性吸引。加里·J.凯茨是《男同性恋和女同性恋图册》一书的作者之一。他说，女人对自身性特征的观念比男人更易变一些，因此，女人较少以女性身份来标示自己的欲望。有趣的是，约有3/4的变性人是想要变成女人的男人（在美国大约有60000人），只有约1/4的变性人是想要变成男人的女人。

37. 为什么男性和女性实际上并不存在

**精子来自男人
卵子来自女人**

JINGZI LAIZI
NANREN
LUANZI LAIZI
NVREN

男女差异的真实原因

　　加利福尼亚大学洛杉矶分校的研究人员鉴别出了 54 个基因与确定一个人的性特征有关。这些基因可以用很多种组合方式来开启和关闭，以创造出你自己独一无二的性倾向。

　　我们怎么可能全都沿着这样一条五彩缤纷的彩虹排列呢？我们不该得到养育吗？大自然干吗不使我们都成为男性或都是女性，一了百了？

　　得啦，首先，最开始的时候，我们都是女性。

38.
为什么男人有乳头

根据对黑猩猩睾丸的令人心烦的研究来判断，很多科学家似乎认为，幽默与严谨之间成反比例关系。我那些科学家朋友对这一章的标题"为什么男人有乳头"大皱眉头。他们说，应当冠以诸如此类的标题："作为系统发育包袱的男性乳房性状的适应性意义"。

可是，我老觉得，生物学的老祖宗是亚里士多德，他断言，生物中的一切都是有用处的。亚里士多德的学生德奥弗拉斯特，以恶意的科学精神，将男人的乳头举出来，作为无用的例证。

我时常打交道的是这些思想家们，而不是有所谓"学位"的生物学家同行。亚里士多德没有博士学位，我也没有。难道是巧合？亚里士多德使用浅显易懂的语言，反之，如今的科学家说些什么，大部分我都一窍不通。

一切生物体的主模板都是雌性的。人类的胚胎，在怀孕的第一个月，多多少少都发育成了女性。大约怀孕到了第 7 周，正好有 1 厘米长的时候，遗传了 Y 染色体的胚胎就浸泡在一连串的激素混合物中，每种混合物都把胚胎中的某种新东西变成了男性。原始的女性胚胎在一系列特定时刻发生的激素波的作用下慢慢地男性化了。

一个激素波改变了生殖器和大脑中的某种东西，另一个激素波

精子来自男人
卵子来自女人

JINGZI LAIZI
NANREN
LUANZI LAIZI
NVREN

男女差异的真实原因

改变了大脑中的别样东西,然后是又一波,更多的波。大部分这样的冲击都发生在出生前,主要是作用于大脑。还有一次激素的海啸,那是发生在青春期,主要是改变身体。任何在子宫内没有出现的激素波涛,都不会把胚胎的一个方面变成男性。

听好啦,假小子们。有时候,子宫里的女孩受到男性激素的影响。众多的研究,比如金赛性学研究所的 M. 赖尼希和哥伦比亚大学的安克·埃尔哈特所做的种种研究均表明,在子宫中受到过量男性激素影响的女孩,比她们的姐妹表现了更多的侵犯行为。贝伦罗姆和其他人的研究发现,让这些女孩挑选玩具,她们始终是要皮球多于要图书,要破坏多过要洋娃娃,要修房子多于要过家家。她们玩玩具汽车的时间跟男孩子一样长。这些女孩在空间测试、物体旋转测试以及在图案中识别形状等测试中比别的女孩表现得更好,而所有这些测试通常都是男孩子擅长的。她们还在大的眼手协调方面——比如男孩的传接球游戏——表现良好,而在细微的眼手协调方面——比如女孩清秀的书法或穿针引线——表现不佳。

她们中有些人还可能踢你的屁股。在子宫里受到睾丸激素影响的女孩,在玩耍时精力更加充沛,爱同男孩子一起玩,更喜欢惹事生非,较少幻想当妈妈,对洋娃娃几乎不感兴趣,厌恶照顾婴儿,比起穿漂亮衣服,她们更愿意穿实用的衣服。

令人非常感兴趣的是,这些小女孩甚至与她们明显从文化中了解到的、属于女性的东西格格不入,像珠宝啦、化妆啦,还有发型。很多文化中,男子汉大丈夫涂脂抹粉、戴珠宝首饰、烫发美发,衣着更为华美鲜亮,而女人却穿得很实用。各种文化之间,男女的选择不一样的话,多半没有生物学上的依据。各种文化之间,男女的选择带有普遍性的话,多半都有生物学上的依据。

别人告诉这些女孩子,她们是姑娘,有女孩的生殖器,可她们本能地觉得,应该把专门的女式服装拒之门外。之所以出现这一切,都是因为子宫里那少许的睾丸激素溶液。

不幸的基因遗传过错?肯定不是。人类性别的连续轴极其连贯,那些最终处于连续轴中间某处——跨性别无人区——的人,应该看成是可行的基因生殖策略的结晶,因为大自然母亲发现这类策略很成功。可以这样说,假小子姑娘和娘娘腔男孩是大自然计划的一部分——就算大自然是有计划的。说得更准确一些,在生存和繁殖的竞争中,假小子姑娘和娘娘腔男子都是赢家。否则他们都不会如此大量出现在尘世中。

在特定时间出现的一系列激素波,并不是严格固定不变而极有规律的,而是临时兴起,搞一些新的策略。一些原始女性胚胎完全变成了男性,另外一些则经过基因编码逗留在连续轴的中间某处。早在精子还未遇见卵子之前,精子或卵子就已经决定了是男、是女,还是两者之间的某个地方。还有一些情况,影响母亲的环境因素能够改变子宫内的滴定平衡。

接受了某些睾丸激素波的胚胎,要是漏掉了一波,有可能在大多数方面变成男性,但不是在所有方面。说不定他没有获得那样的睾丸激素波,那种波会使他受到女性的吸引,让他有能力在脑袋中改变形状,令他抑制任何在室内装饰方面的天资——以及某种使凯瑟琳·赫本(美国著名女电影演员——译注)之所以如此之酷的东西。

没有 Y 染色体、只受到过睾丸激素浸泡过一次的胚胎,有可能在大多数方面成为女性,但不是在所有方面。说不定那一次浸泡就

38. 为什么男人有乳头

精子来自男人
卵子来自女人

JINGZI LAIZI
NANREN
LUANZI LAIZI
NVREN

男女差异的真实原因

使她对别的姑娘有了吸引力，便有了要在公共场合讲笑话的难以克制的冲动——还有某种使她觉得对橄榄球无法抗拒的东西。

异性恋女人，因男朋友不能理解自己的感受而感到沮丧失望时，就去找同性恋的男性朋友寻求安慰，她也许不会对文化如何造成同性恋和异性恋男人有差异的方式做出反应。一名男性可能在子宫里遭遇了激素波，使他在情感上较少直觉，但在几何论证上却表现较好。另一名男性可能没有在子宫里遭遇到那样特殊的激素波，因此，在情感直觉以及对机械的爱好方面，他是女性。女人之间互相赏识对方的女人味，异性恋男人跟别的异性恋男人相处而感到轻松自在，同性恋男人跟同性恋男人厮混而感到自在愉快，同性恋女人一大群一大群地在一起鬼混，这些都是一回事。我们有一种识别同类人的本能直觉。不管我们对此如何公开加以否认，但那就是我们绝大多数人在世上的行为方式。

我们待在子宫期间，有几种不同的激素潮可供选择。我们中有些人拥有将这些子宫内选择当成自助餐的基因：我要来根阴茎，来些工程技术方面的才干，来点胡须，但请不要给我容易变得争强好斗的东西。就是这些啦！敏感的新世纪家伙诞生了。

另一个胎儿说：我不要 Y 染色体，这样我就有阴道，有腰臀比，有令人毛骨悚然的心灵感应，让我准确地知道我的男朋友躲在哪里，我不要自己可以找到去机场之路的该死能力，但我要有鬣狗般的睾丸激素波，使我具有进攻性，无力承认自己错了，有母鬣狗的需求，可以使公鬣狗匍匐在泥淖污垢中性交。就是这些啦！我的女朋友诞生了。

这些激素潮定时影响我们的选择，它们大部分都出现在子宫内，但也有一些发生在我们出生之后。青春期使我们为约会游戏做好了准备。男人的睾丸激素水平在 35 岁之后开始稍有下降，此时就有必要从交配向养育转换。女人在 35 岁时随着生育能力减弱而变得格外欲火中烧。男人 50 岁时会出现中年危机现象，此时他们的生育力开始减弱。女人 50 岁时突然出现了更年期，此时怀孕就变得非常危险，而老奶奶的全部人生知识对部落的生存就是必不可少的。所有这些危机都是受到控制的，由人体内在更新世热带大草原上确立的、在特定时间内发生的激素变化来加以掌控。这些都是我们必须执行的圣礼仪式。我们中有些人只不过比其他人在仪式中表现得较为温和优雅。

在绝大多数成员都是纯粹的男人或纯粹的女人的物种里，似乎有少数策略最终落脚在其中间地带，对人类大家庭的生存作出了贡献。在大自然中，多样性是宝贵的财富。

现在明白了男人为什么有乳头了吧。男人从根本上讲是女性——只不过异样的服装使他们变得更吸引人了。

我现在要给你们一些科学数据，这些数据会使所有的女人都爱我，而使所有的男人都恨我。那就让男人见鬼去吧！女士们，谁稀罕他们，对不对？你们女人需要的，就是一个愿意出卖男同胞去支持妇女解放的家伙！这就该我出场啦(每个支持女权运动的男人，都抱着这样的念头，在支持的过程中有机会云雨交欢)！

有零散的证据表明，你的丈夫也可以哺乳喂奶。

你刚才看这一页时凑得更近了，对吧？

男人如果喝酒喝得足够多，就会分泌乳汁。肝脏抑制女性激素，但妇女能分泌足够多的激素通过肝脏。然而，男人要是豪饮百威啤

精子来自男人
卵子来自女人

JINGZI LAIZI
NANREN
LUANZI LAIZI
NVREN

男女差异的真实原因

酒，灌得过多，损害了肝脏，我们那尴尬的小秘密就会暴露无遗。你这家伙就会像雄性的迪雅克果蝠一样开始分泌乳汁。每个男人的体内，都有一个试图逃离出来的女人。

还有一种让男人分泌乳汁的办法，就是先让他挨饿，再喂饱他。第二次世界大战结束时，有 500 名战俘从日本人的集中营解放出来了。由于多年忍饥挨饿，突然一下子吃饱喝足之后，这些战俘长起了乳房并分泌乳汁。他们的肝脏还没有从营养不良的状态中恢复过来之前，他们的女性激素便破门而入，打破了男人不能分泌乳汁的胡说八道。

我知道我应该只说科学事实，但我也是来自喜欢喋喋不休的物种。有些未经证实的说法到处流传，比如说吧，在南美部落里，男人让婴儿吸自己的乳头，六周后他们就分泌乳汁了；有些神经质的美国男人，使用吸乳器来吸乳头，吸上几个月后就开始分泌乳汁了；有些男人对自己的老婆怀孕简直是感同身受，他们不仅经历了分娩的阵痛收缩，而且还在预定时间分泌乳汁。女士们，瞧瞧吧。女人要是可以成为运动员、总裁、伐木工，那么男人就可以转而哺乳喂奶。为什么不行？你们自古就是女人，不是创造出的男人。记住，男人仅仅是有名无实的男人。

如果男人是经激素乔装打扮而成的女人，那卵子制造者和精子制造者就不应该顺畅地融洽相处吗？当然应该。精子和卵子给我们带来的问题，仅仅是远古时期精子和卵子更为深奥的解决方案所产生的次要副作用。

39.
精子和卵子的解决方案

大多数有机体靠分裂成两半进行繁殖。有些有机体进化出了性别。性是基因组合。

在单细胞领域，雄性个头很小，活动频繁，如饥似渴。雌性个头很大，较少活动，营养充足。这就意味着，雄性必须授精，雌性必须怀孕。

再经过 50 万年的进化，就出现了多细胞现象。雄性产生出大量丰富的精子，雌性产生出稀少珍贵的卵子。精子必须争夺卵子，卵子则使精子为自己而竞争。这就意味着雄性是不管三七二十一的，雌性是谨慎挑剔的。

雄性生殖出一大堆后代或根本不生育的可能性都较高。这种情况就使雄性越发具有竞争性、攻击性，并痴迷于强权。雌性有很好的生殖机会，不过，既然它们产生的后代较少，它们让自己那不多的后代存活下来的机会也较少。这种状况就使雌性更有安全意识，母性较强，也更为胜者和强者所吸引。

后来，人类这个物种出现了一个独一无二的情况，就是人类所擅长的方面。我们的脑袋很大，必须在子宫外面加以构建，也就是说，小孩始终在发育成长，也就是说，有大脑袋的父母不得不结成配对关系很长时间，以便筑巢搭窝。核心家庭就是二期子宫。

精子来自男人
卵子来自女人

JINGZI LAIZI
NANREN
LUANZI LAIZI
NVREN

男女差异的真实原因

男人和女人在许多细微方面有差异，而他们全部的先天差异都源自极其简单的进化原则。

男人不怀孕，女人要怀孕。

这就是说，男人较为活跃好动，女人较为安稳平静。

这就是说，男人打猎，女人采摘。

这就是说，男人的大脑行事单打一，女人的大脑行事多方照顾。

这就是说，安乐窝里有争吵。

精子制造者想要把精子四处播撒。卵子制造者想要绝对是最好的精子。这就意味着约会交往中会有争吵。

不能怀孕的人想要为自己的精子找到最好的容器来装。能够怀孕的人想要为自己的安乐窝找到最好的帮手。这就是说，争吵完了，就开始性交。

性交就意味着要有宝宝。有了宝宝就意味着更多的争吵。

人类这个物种特别会妥协。假如男女各自擅长的不同任务之间没有妥协的话，那我们人类这个物种就已经灭绝了。也就是说，男人和女人尽管有不同的生殖兴趣，但也都进化出了对营造安乐窝的渴求。我们在基因上就编制好了堕入爱河的程序。

大多数文化中的大多数人都选择同某人交往，此时，他们一般都与同一性别的人厮混。同一性别总是健全的性别。为什么任何人都想要同很多奇怪的异性度过一生呢？尤其是与异性度过的时间会产生这样的结果，与最幼稚的人，即孩子，一起生活。生物学发现了诱骗你做出这种极愚蠢决定的方式，其名称就叫作爱情。

谁在做决定？你，还是你的基因？

你要是还蒙在鼓里，错误地认为你在掌控一切，而不是你的基因说了算，那就等到你堕入爱河或为人父母时再说吧。我们可以从生物学上给爱情下个定义：爱情就是基因踹你屁股的时候。

我们的基因很自私，我们也就变得自私自利。我本来可以在今天施舍一元钱给那个饥饿的、无家可归的精神分裂症患者，可相反，我自己花了，用来为摩卡奶咖啡再加点糖浆。我不会故意去伤害那个可怜的家伙，但也不会故意去帮助他。我在故意避开他。

我不爱那个精神分裂症患者。我爱我的摩卡咖啡。我的舌头让我感到心旷神怡，它品出了乳酪的味道，品出了卡路里，卡路里将有助于我储藏甚至更多的脂肪，以防备绝不会出现的饥荒。比起在真正有饥荒时帮助一个非亲非故又不可爱的人，喝咖啡多加点糖对我来说更重要。

喝完咖啡，我就上教堂去，这样，我就可以在来生保住我的屁股。上教堂就像每周往个人退休账户上打钱。我宁愿为来世的自我救赎每星期花一个钟头，也不愿每周花一小时去养育现世的孤儿。

你认为自己比我好？你的脑袋却不比我的好。我写下了"摩卡咖啡再加点糖浆"几个字，你看到后于是就想要多加糖浆的摩卡咖啡，并不想把那钱花在一个无家可归、忍饥挨饿、并不可爱的精神分裂者身上。你明天说不定会买一杯摩卡咖啡，但你明天大概不会陪伴一个孤儿去教堂。

基因需要赶紧离开我的时候，它们就改变我的程序。爱情就是我关心别人甚于关心自己时出现的情况。爱情是我们最重要的情感，因为爱情就是自私的基因离开我们继续前进，一直走向未来的那一刻，而未来我们是永远也看不到的。我们对自己的爱服务于无私的爱。

精子来自男人
卵子来自女人

**JINGZI LAIZI
NANREN
LUANZI LAIZI
NVREN**

男女差异的真实原因

40.
堕入爱河

　　我出生的时间,大约是在摇滚明星们不再把吉他挎在胸前,而是开始挂在胯部的时候。大约就在我出生的日子,出现了巨大的文化转变,改变了我们的意识形态、社会结构,而且很惨的是,改变了我们的发型。但并没有改变更新世的情感,历史上的沧海桑田也从未改变过更新世的情感。

　　美国兴旺发达的20世纪20年代,随着30年代的大萧条而一去不复返。我29岁时就完蛋了,因为我的基因选错了女人。

　　注意,我说的是我的基因,而不是"我"。我是有理性的,我竭尽全力抗拒自己的感情。我整晚不睡,熬夜与我的情感争辩。可是,我理性的头脑说些什么无关紧要。我那非理性的欲望抓住我那理性头脑的衣领大声咆哮:"从现在起,我是你的老板!明白了吗?"

　　真爱无法选择。真爱选择你。恋爱就是发生在我们身上的重要事情。我们无能为力。

　　爱情是压倒一切的情感,因为你一旦堕入爱河,在找到了最适宜的配偶之前,基因就不再保护你了,而且还要对你说:"找对象,成双成对,马上,不惜一切代价。这就是我们打造你的原因。干你的朋友,毁掉你的生活,抛弃你的未来,因为我们的机会来了,我们要离开你那命中注定的躯体,奔向下一代。"

我们的细胞拥有过去的生命。我们的祖先支配着我们的情感。我们上演了古老的戏剧。我们没有忘记自己的台词:我活着不能没有你。你使我臻于完善。生命没有你就毫无意义。要是我不能占有你,我要杀死自己——你的爱人,否则就杀死你。我是当真的。我爱得发狂。我无法控制。

陈词滥调正是由于真实才成了陈词滥调。有关成为人的永恒真实就是我们基因的咒语。而基因打算保持永恒的状态——即便没有打算也如此。

基因玩弄阴谋驱赶着我们的身体,仿佛我们是注定要沉没的船只。它们唯一的出路就是我们的生殖器。有必要的话,基因就捉弄哄骗我们,让我们的头脑里装满幻想:

"我知道,好像她是个大学新生,可她真的是个成熟的天才。的确,我会丢掉职位,但哪一样更重要,我的事业还是我的爱情?"

40.堕入爱河

"律师事务所的意思并不是说仅仅因为他和她结了婚他就不能离开她并带我永远离开这个收银机。有意思的是,我以前怎么从来没注意到我真正的伴侣是魔鬼的化身。"

"爱情这片圣地不能受到避孕套的亵渎。凡是在此事上跟我意见不一致的朋友都是我的敌人。他们只不过是在嫉妒。没人会明白我们是多么独特。在宇宙的历史上,无人曾像我们这样爱过。"

偶尔会听到后现代的历史学家说,风流浪漫的爱情是由11世纪时期法国普罗旺斯地区具有武士风范的行吟诗人发明的。这纯粹是胡说八道。早在中世纪的游吟诗人身穿紧身衣神气活现地四处游荡之前很久很久,更新世的人类就疯狂地堕入爱河了。性爱之爱是人

精子来自男人
卵子来自女人

JINGZI LAIZI
NANREN
LUANZI LAIZI
NVREN

男女差异的真实原因

类的普遍原则，以某种形式存在于人们所研究过的全部 168 种文化中。爱情的苦恼在大多数的音乐、艺术、诗歌中占显著地位，不论在什么地方。恋爱是在我们的基因中指定了遗传密码的圣礼。我们无法逃避。

一切生物到了求爱的时间都会青春焕发、开花结果。毛毛虫变成蝴蝶。蓓蕾变成鲜花和果实。你就变成了傻瓜白痴。空气中处处弥漫着雌性的香味，生殖力旺盛的宣言不胫而走。雄性变成了勇士，挥动着头上长出的武器，炫耀着从尾巴上、鬃毛上、生殖器上伸出来的鲜艳夺目的旗帜。一切生物都心甘情愿地抚育后代，或难堪而死，仿佛它们就是为此而生，那是它们活着的目的。

然而，活着是没有目的的。所有生物学上的美好事物之所以出现，不是为了复制基因，而是因为正好复制了过去的基因。

在我们人类这个物种身上起作用的基因繁殖策略就是爱情。这就是我们表现出爱情好似很特别的原因。一旦你为了另一个智人而发疯，你就突然进入怪头怪脑的状态，需要你健全的心智来应对。

矮牵牛花极其善于藏匿，积蓄能量，存活下来，一直等到交换基因的时间来临。时间一到，突然之间，矮牵牛花疯狂起来，并且变得美丽动人。一切生物在繁殖时间到来之前都是保守的、高效率的、安全的、灰头土脸的。繁殖时间一到，就变得放纵、奢侈、冒险、漂亮美丽。清醒平静的生存状态，其主要目的是为激情四射的生存状态进行铺垫。

我们智人极其善于清晰地思考，善于在社会环境中生存，一直等到交换基因的时间来临。时间一到，我们都变疯了。不可抗拒的激情把我们变得糊涂愚蠢，背后是不可思议的智慧在操纵，这种智慧比聪明人所能掌控的任何东西更深邃。激情的定义是：遵从超越凡人生命界限的远古命令而变得生龙活虎之时。激情在你出生之前就有了，而你死后激情还会延续下去。在基因看来，你的激情远比你重要。我们在艺术和闲谈中赞颂心醉神迷的痛楚，因为人类所能达到的状态没有比它更能超越自我。

　　傻瓜不会堕入爱河。情人只是在聪明人眼里看起来像傻瓜，因为那些没有恋爱的人只是在保留自己的身体和社会结构，一直到他们或他们的亲朋好友堕入爱河为止，因此，他们除了变得聪明，没有更好的事情可做。变得聪明的人是理智的奴隶。希思科特·威廉斯是演员和诗人，他说："理智是性冷淡之人的情感。"道格拉斯·耶茨说："能够认识爱的人是无法去爱的。"鲍勃·迪伦说："你不能同时既在恋爱又表现得很明智。"

　　我已不再期待爱有什么意义。"意义"是其主子的奴仆。我们不是做决定的人。我们是为自己的本能冲动文过饰非的人。我们的激情是书写在脱氧核糖核酸文本手稿上的内容。正如约翰·列侬以他对洋子之爱所证明了的，爱情不仅盲目而且耳聋。

　　爱情，也就是性爱激情，有时候凌驾于我们的自保之情。这就是罗密欧与朱丽叶让我们深为叹息、唏嘘不已的原因之所在。我们知道，他们是愚蠢的小青年。我们知道，此情不会长久。我们还记得，我们是愚蠢爱情中的愚蠢小青年时，从来没有感觉到有如此活力四射。

　　这是因为小青年们手握打开人类进化背后之驱动力的钥匙。许多更新世的新生婴儿挣扎着注视他们的少年父母的脸庞。大多数人得以出生，是因为小青年的激情冲动，并不是因为成年人的清醒决

精子来自男人
卵子来自女人

JINGZI LAIZI
NANREN
LUANZI LAIZI
NVREN

男女差异的真实原因

定。一旦涉及到非洲热带大草原上的生存问题，小青年的激情就像一台高辛烷值的强劲发动机在运转。

我们要是没有大脑新皮层预见系列事件和衡量后果的能力，涌现出来的悲剧故事就会多得多。在更为严酷穷困的社会中，人们越加心甘情愿地冒死去追求性爱激情。他们展望未来，看不到很多值得留恋的东西。眼下就是他们唯一活下去的机会，眼下就是每个基因真真切切地在异口同声尖叫，神圣而美妙："让我摆脱这个凡胎肉体吧！这是我们最后的机会啦！"

绝大多数艺术和小道消息都不是讲的老人、聪明人、有责任心的人，绝大多数艺术和小道消息都是讲的年轻人、傻瓜、激情似火的人。一旦故事中艰苦奋斗的人物获得了安全、开明，或与心上人结合的生存状态，故事就结束了，因为戏演完了。冲突在哪里解决，故事就在哪里完结。唯一值得谈论的社会事件就是冲突。

年轻人的行为举止年轻，而老年人的行为举止苍老，因为他们的行为方式是基因的最佳策略，他们被基因编了码的。年老一些的人想要保持家庭的稳定，想要传授智慧。年轻一些的人想要维护自己的个性，想要在竞争中引起关注，以便从竞争者中脱颖而出。

每个人都有不同的工作要干，但我们全都为同一个老板打工。热情奔放之人远比清醒冷静之人死得多。热情奔放之人成双成对、养儿育女的速度，比清醒冷静之人要快得多。清醒冷静之人保有他们在热情四射时铸就的镣铐，这样，他们就能够抚育和指导富有激情的小魔鬼。

年轻人的青春没有浪费。老年人身上的激情已经耗尽。大多数动物都在青春期和生育期完结之后死去。我们人类繁衍出了老人，因为我们的部族依靠信息大难不死，而老年人的大脑从来就是人类的互联网、人类的百科全书。圣贤之辈就是父母和婴孩的仆人，他们也明白这一点。老人是出于本能的教师。所有的老人都很烦恼，年轻人不听老人言。老年人强调规矩，以引导年轻人的本能冲动。

青少年主要生活在情感的边缘系统中，因为激素使他们生活在那里。老年人理性的新大脑皮层中，因为激素使他们生活在那里。青年人和老年人的冲突，就是下丘脑和新大脑皮层、激情和理智之间的冲突。

只有一种人是比恋爱中的人更大的傻瓜：父母。这些人已经完全丧失了对现实的把握。我是在白天照顾孩子的保姆，我总是不得不先强忍住，然后说道：

"卢布纳太太，信不信由你，莫里斯把口香糖往鼻子上挤，并不是在下意识地向你表示，他想要得到你更多的关注。莫里斯把口香糖往鼻子上挤，因为他是个低能儿。卢布纳太太，面对现实吧，6岁大的孩子全都是低能儿。"

应该看到，一个有教养的成年人的行为失去了理性，这隐约意味着，他们的孩子不是宇宙的目的——或者，甚至更妙的是，意味着他们的孩子是宇宙的目的。（嘿，我晓得如何得到内部消息。）

人的大脑从来都不会真正摆脱复制基因的长期目标。试一试来一次私密的交谈而不涉及到与性爱有关的情感。试一试说笑话而不提到性欲。夜晚躺在床上，闭上双眼，看看你是否什么事都在想，就是不想性爱之事。如果你已经为人父母，那就闭上双眼，审视内心，问问自己，在这个世界上你最想要的是什么。你宁可牺牲自己也要看到自己的宝贝健康成长，这是因为你的基因知道，你的孩子一旦到

精子来自男人
卵子来自女人

JINGZI LAIZI
NANREN
LUANZI LAIZI
NVREN

男女差异的真实原因

了生育的年龄，他们比你更重要。

下决心不再恋爱。决定不爱自己的孩子。暗暗叮嘱自己决不再兴奋起来。暗中叮嘱自己不再为失去的家庭成员感到悲伤。下决心不再需要睡眠。然后扪心自问，谁在做主，你还是你的基因。

你所爱的人要是对你残酷无情，你可能会变爱为恨，但你无法只把情感舍弃，变得若无其事。我没法使痛苦躲开，就像我没法让爱情躲开一样。痛苦和爱情绝不会听命于我。它们发号施令，我则遵命行事。

新大脑皮层是脑袋中的新来者，自打它露面以来，就一直在同你的"心"（指下丘脑）进行争辩。大脑新皮层被发明来在纷繁复杂的社会中驾驭你的心。心与基因的友谊自古以来源远流长。新大脑皮层是一位能量消耗巨大的顾问，只是在晚近时期才来参与工作，它是用来听命于基因的，而基因则跟生命一样古老。这便是我们竟然能够有奇思妙想的唯一原因。

宗教仪式使用求爱的语言，求爱则使用令人入迷的宗教语言。爱情使我们将爱人理想化，拒绝使我们将爱人妖魔化。通常，我们从不知道什么是不左不右之人。我们认为爱情是命中注定，因为爱情是用基因密码写就的。

也许我只是一个没有教养的乡巴佬，但我望着米开朗基罗画的天花板，看到了一个同性恋者充满色情的幻想。整个场面看上去就像是冲着天花板猛烈地射了一次精。米开朗基罗画的女人，全都看上去像男人，他画的乳房，看上去都是错的，而他喜欢把人脸摆在阴茎旁边。男同性恋画家，画裸体男人，而男异性恋画家，画裸体女人。

文艺复兴时期所画的地狱都是纵欲狂欢。希罗尼莫斯·布希的绘画是施虐受虐狂的色情描绘，斯凡楞伯格和凡·艾克的也是。这些家伙画地狱的时候，画的是他们自己那心灵最深处的欲望：美貌、年轻、裸体的身躯成堆地四处蠕动，遭到魔鬼的鸡奸。这是怎样的惩罚呀！这些该死的家伙如此欲火中烧，全身都兴奋得热情似火。

西格列利的"投进地狱的该死家伙"让我激动火热：魔鬼们咬着耳朵，搂着玩乐伙伴残缺的躯干，看上去比画上的还要激情洋溢得多。地狱中的每个人都极其漂亮。伯尔尼尼的雕塑"圣特丽萨的狂喜"，表现出了特丽萨大汗淋漓的原因，让天使戳入是个什么滋味。且慢，瞧瞧波拉约洛的雕塑"赫尔克利斯和安泰"——两位神人在摔跤，胯部毫无道理地绞在一起。还有他的"十个裸体男人的战斗"，就像旧金山的一个夜总会，应该遭到警察的搜捕。

为什么警察要去搜捕？为什么任何社会都要处罚性爱？

弗洛伊德说，宗教和艺术之繁荣，到了压抑性激情的程度。可实际上，文明之繁荣，才到了压抑性激情的程度。为了创建文明社会，必须控制性爱。

这就到了男人利用该原则的时候，一切文明就遵照该原则建立起来：女人给我们那样的感觉是她们的错。她们抢夺了我们的庄严举止。有了所有这些迷住我们的裸露脚踝，我们应该如何管理这个世界？性行为是导致混乱的力量，任何部落要想组织起来，首先要做的事就是宣布："我们必须控制性行为。"在这个星球上，各种文化之间最重大的差别就在于，应该如何控制性行为的核心信条是什么。

当然，我们是极端保守的。我们智人最好这样。人类需要压抑。人们害怕性行为，因为性行为是危险的。性行为不光造就人，性行为还杀人。

精子来自男人
卵子来自女人

JINGZI LAIZI
NANREN
LUANZI LAIZI
NVREN

男女差异的真实原因

在当代靠狩猎和采撷为生的社会中,在美国城市的内城区,男人谋杀男人主要是为了女人,人均比例都差不多。女人落下疤痕,忍饥挨饿,自我摧残,主要就是为了漂亮——非洲的裹脚、厌食、肉体上穿孔、仪式化的创伤,美洲的自割、动手术去除一些部分、动手术添加一些部分。我们在性行为上遭到蔑视时,男人去打击别人的身体,女人则打击自己的身体。

在每一种文化里,谋杀的首要原因不是金钱或毒品,而是与性有关。没错,性比海洛因更危险。海洛因所做的一切,就是劫持内分泌系统,内分泌系统的作用就是你在生殖方面干了有利于祖先的事对你加以奖赏。你被妒忌的情人所杀的可能性,远比被陌生人谋杀的可能性大得多。你耽溺于爱情的可能性,远比耽溺于海洛因的可能性大得多。而要想从中抽身出来是残酷无情的。

性方面的事是有些青少年得到接纳,另一些受到排斥的首要原因。拒绝性爱激情会使人去自杀。谁跟谁调情,由此产生的关注的层次,极端的嫉妒,强烈的情欲,对手之间的竞争是可怕的,完全失控了。文明就是对上述力量加以组织的结构,它使我们免于自相残杀,而大多数智人在没有文明时就是那么干的。性是强大有力的,性是危险的,性比世界上任何事情都事关重大,只有性的结果除外。性发明了爱来确保我们会养育我们的大脑袋宝宝。

没有肉欲,就不会有人为的灾祸。性爱要你明白,冒险是值得的,伤害他人是值得的,毁灭性的决定是值得的。我们总是声称,对方要老一点,而且对浪漫的爱情抱着更加玩世不恭的态度。我们为自己获得了对爱情的良好判断力而自豪,为自己有头脑而自豪,为利用年长者的权力来控制愚蠢的年轻人……

……直到第二波高潮为止，此时，中年危机猝然降临。我们这时又变成了傻瓜，而我们的新爱人至关重要。我们为新欢毁掉了整个生活。

每个在爱情方面置身事外的人看到爱情中发生的事都要说，那是精神变态。不是精神变态，那就像清醒地成为负责任的成年人一样自然。任何恋爱中的人看见邻居，就看到了敷衍了事过日子的怪人。任何恋爱中的人一想起自己恋爱前的状况，就看到了某个没有真实生活的人。任何心已破碎的人看见别人，就看到了生活幸福美满之人，虽然我们绝不会再明白什么是幸福，而且也没有人明白过。

没有什么是疯狂的。也没有什么心智健全。心智健全的人就是与我们意见一致之人。"健全之人"站在我们这一边，"有精神病的疯狂之人"就是我们认为有权加以控制之人。心智健全只不过是正在活动的病状。改变活动，也就改变了心智健全的状况。你堕入爱情或生了宝宝，你的活动就改变了，而你身体和大脑的物质结构也随之改变了。

40.堕入爱河

头脑的物质性变化是遵照各种腺的指令进行的。我们都是提线木偶，掌控木偶的师傅在我们的身体内，他们利用附着在肌肉上的、装饰在大脑中的每一微小配件上的血液细绳进行控制。既然新大脑皮层是通过社会和合作构建起来的，那么人就需要与别人的心脑相联。没人需要像一家人那样联系在一起——恋爱中的男女除外。一家人共享基因。情人也许会在将来传递你的基因。朋友之间形成友情联盟，以便在为性与爱竞争的社会里相互帮助。这些力量塑造了我们称之为心灵的东西。爱和性构建了人的本性。

我为人送终已有好几次了。我的亲人最后的想法——不论男女

精子来自男人
卵子来自女人

**JINGZI LAIZI
NANREN
LUANZI LAIZI
NVREN**

男女差异的真实原因

老少——始终关心两件事:性和他们爱的人。

最终,人类屈服于爱情。智人生来就是为爱而爱。堕入爱河就是人类生命在生物学上的目的。

男女在生殖策略上的差异引起竞争。不过,男女的共同利益是抚养小孩度过漫长的幼年期,这就使男女进行合作。男女之间既要竞争又想合作的情况产生了微妙的张力,使人类成了最淫荡好色,又最浪漫风流的哺乳动物之一。这有助于我们进行交配,其目的是为了得到对方身上我们需要的品质。

我们这样做是为了整个家族。

我原以为写这本书可以有助于利用我的基克族身份去泡妞,没想到,却让我结了婚。女人100万年来的选择,导致在男性智人中进化出了丈夫本能,即使在男人的裤裆里有个精子制造工厂。

后　记

砸开一具尸体的脑壳，取出里面的大脑。用不着观察很长的时间就可以辨别出是男人的大脑还是女人的大脑。男女的不同分工使他们有了不一样的大脑。人类这个物种在更新世时期靠专擅于不同的任务而利用了这些差异。我们现在明白了为什么另一性别的人有自己的感觉。要想了解另一性别的人是如何想的，请购买本丛书的下一册：《工具来自男人，闲谈来自女人：为什么另一性别的人的大脑不可思议》。

精子来自男人
卵子来自女人

JINGZI LAIZI
NANREN
LUANZI LAIZI
NVREN

男女差异的真实原因

注　释

第 1 章　精子与卵子的麻烦

1. R. L. 特里弗斯. 父母的投入和性别选择. 见:B. 坎贝尔主编. 人类
   的由来及性别选择. 芝加哥:阿尔戴恩,1972:136—179

2. 里德利·马克. 父爱. 动物行为,1978(26):904—932

3. 埃博-埃伯斯菲尔得,艾利纳斯. 人类行为学. 纽约:阿尔戴恩 de 格
   鲁特,1989:224—238

4. 里德利·马特. 红色女王:性和人性的进化. 纽约:麦克米兰,1994:
   171—244

5. 金斯,艾尔弗雷德. 男性性行为. 印地安纳州布卢明顿:印地安纳州
   立大学出版社,1948/1998:585—587

6. 金斯,艾尔弗雷德. 女性性行为. 印地安纳州布卢明顿:印地安纳州
   立大学出版社,1953/1998:416

第 2 章　更新世的生理遗产

1. R. V. 肖特. 性别选择和构成,肉体和生殖器选择——以男性和类
   人猿为例. 行为研究发展,1979(9):131—158

2. R. V. 肖特. 灵长类动物的睾丸重量, 身体重量和抚养体系. 自然, 1981(293):55

3. R. 贝克, M. A. 贝利斯. 人类精子竞争——性交、手淫和偷情. 钱普曼和霍尔,1995

4. 巴斯,M. 戴卫. 情欲的进化:人类交配策略,纽约:基础读物,1994: 130

第3章 女性想要什么

1. D. S. 萨德. 恒河猴群体中支配地位的决定因素. 见:奥特曼主编. 灵长类动物的社会交往. 芝加哥:芝加哥大学出版社,1967:99—114

2. 巴斯,M. 戴卫. 情欲的进化,1994:19—48

3. G. H. 埃尔德. 婚姻变化中的容貌和教育因素. 美国社会学评论, 1969(344):519—533

4. P. A. 泰勒,N. D. 格林. 教育和容貌与婚姻中女性的地位. 美国社会学评论,1976(41):484—498

5. L. A. 杰克逊. 容貌与性别. 见:社会学和社会文化观点. 奥尔巴尼: 纽约大学出版社,1992

第4章 身体和简历: 我们为何好色

1. J. 科尔克. 迷醉的兄弟男孩和更年期的女孩. 准备在同行评议的科学刊物发表,2003

第8章 好斗的基因

1. A. M. 赫塔多,K. R. 希尔. 在阿什人和希威人的狩猎者和采集野果

精子来自男人
卵子来自女人

JINGZI LAIZI
NANREN
LUANZI LAIZI
NVREN

男女差异的真实原因

者中父亲照顾与生存的关系:对于配对结合选择的含义. 见:B. S. 修利特主编. 父亲与孩子的关系:文化和生物——社会背景. 纽约: 阿尔戴恩 de 格鲁特,1992:31—55

2. 大卫·C.吉尔利. 男性,女性——人类性差异的进化. 华盛顿哥伦 比亚特区:美国心理学会,1998

第9章 古怪的基因

1. B. J. 雷贝弗,L. F. 皮特诺维奇. 海象:物种间的发声和繁殖行为比 较. 哺乳动物杂志,1974(38):16—32

2. B. J. 埃利斯. 性吸引力的进化:女性的鉴赏机制. 见:J. H. 巴可,L. 科斯米迪斯,J. 图比主编. 适应的头脑:进化心理学和文化的产生. 纽约:牛津大学出版社。1992:267—288

3. P. F. 西科德. 社会角色的起源和保持: 性别角色为例. 见:W. 伊克 斯，E. S. 诺尔斯主编. 个性、角色和社会行为. 纽约:斯普林杰, 1982:33—53

4. 马克·A. 乔布林. 以父亲的名义:姓和遗传学. 遗传学趋势,2001 （17）:353—357

5. D. M. 巴斯. 情欲的进化. 纽约:牛津大学出版社,1992

6. E. W. 阿德纳,S. G. 阿德纳,W. A. 沃明顿. 喀麦隆的种植园和村 庄. 伦敦:牛津大学出版社,1960

7. L. L. 贝齐格. 婚姻解体的原因. 当代人类学,1989(30):654—676

8. 苏珊·弗雷泽. 性体验的多样化:人类性的人类学研究. 纽赫文: HRAF 出版社,1985

第 10 章　造园鸟告诉我们艺术如何通过演变而达到最终目的的

1. 杰弗里·米勒. 交配意识:性选择如何体现了人性的进化. 纽约:道布尔代,2000

2. 查尔斯·达尔文. 人类的由来及性别选择. 伦敦:约翰·默里,1871:342—343

第 11 章　男性的乱交决定你的身高

1. J. A. 迪彼特罗. 野蛮和粗鲁的游戏:性别的功能. 发展心理学,1981(17):50—58

2. O. 奥尔迪斯. 游戏战争. 纽约:学术出版社,1975

3. M. K. 怀特. 与女性相对地位有关的跨文化密码. 人类文化学,1978(17):211—237

第 12 章　为什么女性会卖弄风情,男性则无能

1. R. D. 亚历山大,K. M. 诺兰. 排卵期的隐藏,父母的照顾和人类社会的进化. 见:查农·W. 伊朗斯主编. 进化生物学和人类社会行为. 马萨诸塞州,北斯图特,达克堡,1979:436—453

第 14 章　达尔文学说:性感者生存

1. 萨拉·布拉费尔·哈代. 自然母亲:母亲、婴儿和自然选择. 纽约:潘森恩殿,1999

2. 希利亚德·卡普兰. 生育的进化财富流动理论:实证研究和新模

精子来自男人
卵子来自女人

JINGZI LAIZI
NANREN
LUANZI LAIZI
NVREN

男女差异的真实原因

式. 人口和发展评论,1994,20(4):753—791

3. www. stevequayle. com/Giants/Africa/Giants. Africa1. html.]

4. 约翰·巩特尔. 非洲内部. 纽约:哈珀&兄弟,1955:229,685—686

5. 格伦· D. 基特勒. 到刚果去旅游. 芝加哥:儿童出版社,1961:30

第 15 章　为何善意变成为了性感

1. 杰弗里·米勒. 交配意识:性选择如何体现了人性的进化. 纽约:道
布尔代,2000

第 17 章　我们为何肥胖

1. 特里·伯纳姆,杰伊·费伦. 卑劣的基因:从性到金钱到食物——
驯服我们原始的本能冲动. 麻省剑桥:珀尔修斯,2000

第 18 章　水生猿类:进化的缺环?

1. 德斯蒙德·莫里斯. 裸猿. 纽约:麦格劳-希尔,1967

2. A. C. 哈代. 过去的人类更加适水. 新科学家,2002(7):642—645

3. www. absoluteastronomy. com/encyclopedia/a/aq/aquatic_ape_hy-
pothesis. htm

第 19 章　为何你喜欢斯皮尔伯格更甚于 T. S. 艾略特

1. 保罗· D. 麦克莱恩. 进化中的三位一体大脑:在大脑功能中的作
用. 纽约:普勒伦,1990

第 20 章 面对它

1. P. 埃克曼. 面部表情与情感. 美国心理学家, 1993, 48(4): 384—392

2. P. 埃克曼. 面部表情普遍意义的强大证明: 回应罗素的错误批评. 心理学通讯, 1994(115): 268—287

3. P. 埃克曼, R. J. 戴维森. 情感的本质: 基本问题. 纽约: 牛津大学出版社, 1994

4. P. 埃克曼, W. V. 弗莱森. 揭开面纱: 从面部表情识别情感的方法, 新泽西: 英格武德·克里夫: 普林提斯-霍尔, 1975

5. R. S. 拉扎勒斯. 情感与顺应. 纽约: 牛津大学出版社, 1991

注　释

第 21 章 爱情会发臭

1. C. 韦德金德等. 依赖主组织相容性复合基因(MHC)的人类配偶选择. 见: 伦敦皇家学会会议录. 1995: 260, 245—249

2. J. J. 考利, B. W. L. 布鲁克斯班克. 人类和假设信息素的接触与社会行为的变化. 类固醇生物化学和分子生物学学报, 1991(39): 647—659

3. 黛博拉·丘奇曼·野生山羊: 高山之王. 巡游者里克, 1992, 26(9): 5—8

第 23 章 你没有获得性高潮; 性高潮获得了你

1. 卡尔·格拉默. 人类交配游戏: 性别的战斗与信号的战争. 在伊利诺伊州埃文斯顿市西北大学召开的人类行为和进化协会年会上提交的论文, 1996

精子来自男人
卵子来自女人

JINGZI LAIZI
NANREN
LUANZI LAIZI
NVREN

男女差异的真实原因

2. C. E. G. 图亭. 野生黑猩猩群体中的交配模式和生殖策略. 行为生态学与生物社会学, 1979(6):29—38

3. 贝克·贝利斯. 人类精子竞争. 纽约:牛津大学出版社,1995

第 25 章　企鹅的生存策略

1. S. 琼斯. 男人的遗传:男性揭秘. 纽约:霍顿·米夫林,2003. :136—138

2. D. M. 巴斯. 情欲的进化. 纽约:牛津大学出版社,1994:125—129

第 26 章　性自由引发战争

1. R. B. 黑姆斯. 雅诺马马妇女在一夫一妻和一夫多妻制中的代价和好处. 动物行为学与社会生物学, 1996(17):181—199

2. J. 奇泽姆, V. 伯班克. 阿纳姆地西南部的一夫一妻和一夫多妻制:男性强迫与女性选择. 动物行为学与社会生物学, 1991(12):291—313

3. V. R. 多尔扬. 滕内社会中生殖力、一夫多妻、以及两者的相互关系. 美国人类学家, 1958.(60):838—860

4. M. 戴利, M. 威尔逊. 杀人者. 霍桑,纽约:阿尔定·德·沃尔特日, 1988

5. R. E. 尼斯比特, D. 科恩. 名誉文化:南方暴力心理学. 博尔德:韦斯特维尤出版社,1996

第27章　我们妒忌的原因

1. H. 格雷林，D. M. 巴斯. 女人的性策略；EPM 的隐藏维度. 个性和个体差异，2000. (28)：929—963

2. S. P. 格拉斯，T. L. 赖特. 为婚外关系辩护：态度、行为、性别之间的联系. 性研究杂志，1992(29)：361—387

3. D. M. 巴斯. 情欲的进化. 纽约：牛津大学出版社，1994

4. K. 格拉默. 一个主题的各种变异：人类中依赖年龄的配对选择. 行为与大脑科学，1992(15)：100—102

5. J. R. 尤迪，B. K. 埃克隆. 迷人的好处：男人和女人不一样的回报. 心理学报告，1984(54)：47—56

6. D. 西蒙斯. 人类的性能力进化. 纽约：牛津大学出版社，1979

7. D. E. 布朗. 人类的普遍原则. 纽约：麦格劳—希尔，1991

第29章　为性而死

1. A. R. 罗杰斯. 自然选择条件下时间偏好的进化. 美国经济评论，1994，84(3)：460—481

第30章　没有足够的地盘

1. S. T. 埃姆伦等. 性别角色颠倒的肉垂雉行鸟中作为一妻多夫制代价的通奸. 伦敦皇家学会会报，1998(265)：2539—2364

2. D. A. 詹尼. 鸟类中一妻多夫的进化. 美国动物学家，1974(14)：129—144

3. A. W. 戈迪仁等. 塔斯马尼亚本地母鸡的可变交配模式：生殖成功

精子来自男人
卵子来自女人

JINGZI LAIZI
NANREN
LUANZI LAIZI
NVREN

男女差异的真实原因

的相关方面. 动物生态学杂志,1998(67):307—317

4. A. W. 戈迪仁,J. C. 巴肯,D. A. 普特兰,A. R. 戈迪仁,E. A. 克里布斯. 一群塔斯马尼亚本地母鸡中的配偶共享模式. 动物生态学杂志,2000(142):40—47

5. 艾伦·H. 克拉考尔. 野生火鸡中的亲属选择与合作求爱. 自然,2005(434):69—72

6. www. berkeley. edu/news/media/releases /2005/ 03/ 02_turkeys. shtml

第31章 宽臀,大屁股;宽肩,说大话

1. ,罗伯塔·波拉克·塞德. 绝不要太瘦:女人为何要跟身体过不去. 纽约:普伦蒂斯希尔出版社,1989

2. B. S. 洛. 人的臀部、乳房、屁股:脂肪有欺骗性吗. 动物行为学与社会生物学,1987(8):249—257

3. J. 索巴尔,A. J. 斯顿卡德. 社会经济地位和肥胖:文献回顾. 心理学简报,1989(105):260—275

4. P. J. 布林克. 尼日利亚安罗格人的催肥室. 医学人类学,1989:131—143

5. 德文德拉·辛. 腰臀比之适应性意义和女性魅力. 人格与社会心理学杂志,1993(65):181—190,293—307

6. 德文德拉·辛. 女性对男性魅力的评价与建立关系的愿望:腰臀比的作用和经济状况. 人格与社会心理学杂志, 1995 (69): 1089—1101

7. 德文德拉·辛,S. 路易斯. 不同种族和性别一致认可腰臀比影响对

女人魅力的判断. 人性, 1995(6)51—65

8. A. 魏兹曼, F. 马洛. 男性的腰臀比偏爱是如何普遍适用的? 坦桑尼亚哈扎人的证据. 进化与人类行为, 1999(20):219—228

9. M. J. 托维等. 超级模特儿:竹节虫还是沙漏. 柳叶刀, 1997(350):1474—1475

10. 道格拉斯·余等. 美在观者眼中吗. 自然, 1998(396):321—322

11. D. W. 余, G. H. 谢泼德. 女性美之谜:答复. 自然, 1999(399):216

第 32 章　为什么你的阴茎容易发现

238~239

1. M. 柯克帕特里克. 性别选择:大一些总是更好吗. 自然, 1989(337):116

2. R. H. 斯塔布斯. 阴茎延长——连续 300 案例的回顾. 加拿大整形手术杂志, 1997,5(2):93—100

注　释

第 33 章　两种同性恋者的两种基因

1. D. H. 哈默等. X 染色体上的 DNA 标记和男性性倾向之间的联系. 科学, 1993(261):321—327

2. S. 胡等. 性倾向和染色体 Xq28 在男性而非女性中的联系. 自然遗传学, 1995(11):248—256

3. G. 赖斯等. 男性同性恋:在 Xq28 缺乏与微卫星标记的联系. 科学, 1999(284):665—667

第 36 章　同性恋智人

1. J. N. 周等. 人类大脑的性别差异及其与跨性别的关系. 自然, 1995

精子来自男人
卵子来自女人

JINGZI LAIZI
NANREN
LUANZI LAIZI
NVREN

男女差异的真实原因

（378）：68—70

2. S. 利维. 异性恋和同性恋男人下丘脑结构之差异. 科学, 1991（253）
1034—1037

3. S. 利维. 有性大脑. 马萨诸塞州坎布里奇：麻省理工学院出版社,
1993

第38章　为什么男人有乳头

1. H. F. L. 迈耶-巴尔伯格等. 出生前的雌性激素与同性恋倾向的发
生. 发展心理学, 1995（31）：12—21

2. J. M. 赖尼希. 胎儿期综合性黄体酮影响增加人的潜在攻击性. 自
然, 1981（211）1171—1173

3. S. A. 贝伦鲍母, M. 海因斯. 早期男性激素与儿童期按性别分类的
玩具偏爱有关. 心理科学, 1992（3）：203—206

4. S. A. 贝伦鲍母 K. 科曼, C. 莱弗龙尼. 早期激素与认知能力的性别
差异. 学习与个体差异, 1995（7）：303—321

第40章　堕入爱河

1. W. R. 扬科维雅克, E. F. 费希尔. 浪漫爱情的跨文化视角. 人种学,
1992（31）：149—155

万一你认为我天上知一半地上全知的话：

参考文献

1.J.H.巴可,L.科斯米迪斯,J.图比.适应的头脑:进化心理学和文化的产生.纽约:牛津大学出版社,1992

2.霍华德·布卢姆.魔鬼原则:历史威力的科学考察.亚特兰大月刊出版社,1995.

3.D.E.布朗.人类普遍原则.纽约:麦格劳-希尔,1991

4.R.伯纳姆,J.费伦.卑劣的基因:从性到金钱到食物:驯服我们原始的本能冲动.麻省,剑桥:珀尔修斯,2000

5.D.M.巴斯.情欲的进化:人类交配策略.纽约:基础读物,1994

6.约翰·卡特赖特.进化与人类行为.麻省,剑桥:麻省理工学院出版社,2000

7.C.达尔文.人类的由来及性别选择.伦敦:约翰·默里,1871

8.理查德·道金斯.自私的基因(新版).纽约:牛津大学出版社,1976/1989

9.弗兰·德瓦尔.黑猩猩政治:猿猴中的权力和性.巴尔的摩:约翰·霍普金斯大学出版社,1998

10.弗兰·德瓦尔,弗兰·兰汀.博洛博:被忘却的猿猴.加利福尼亚大学出版社,1997

11.贾雷德·戴蒙德.第三的黑猩猩:人这种动物的进化和未来.纽约:哈珀·科林斯,1992

12.埃伦·迪珊纳雅克.同性恋美学:艺术的起源和缘由.纽约:弗里出版社,1992

13.海伦·费希尔.性契约:人类行为的进化.威廉·莫罗,1982

14.大卫·C.吉尔利.男性,女性:人类性差异的进化.华盛顿哥

精子来自男人
卵子来自女人

JINGZI LAIZI
NANREN
LUANZI LAIZI
NVREN

男女差异的真实原因

伦比亚特区:美国心理学会,1998

　15.博比·洛.为什么性至关重要:从达尔文主义看人类行为.普林斯顿大学出版社,1999

　16.杰弗里·米勒.交配意识:性选择如何体现了人性的进化.纽约:道布尔代,2000

　17.德斯蒙德·莫里斯.裸猿.纽约:麦格劳—希尔,1967

　18.史蒂文·平克尔.白板:人性的当代否定.纽约:瓦伊金,2002

　19.马特·里德利.红色女王:性和人性的进化.纽约:麦克米兰,1993

　20.爱德华·威尔逊.论人性.纽约:矮脚鸡出版社,1979

值得感谢但没有报酬的人

子午线美术馆允许我们圣弗朗西斯科(旧金山)作家研讨会每周免费使用其场地。没有该美术馆的支持,这本书就会糟糕透顶。

向天才的科学综合者霍华德·布卢姆致敬,感谢你把我介绍给了理查德·柯蒂斯。请不要再写比我的书更好的作品啦。

我的代理人理查德·柯蒂斯,感谢你不知疲倦地鞭策我完成全部工作。

我的编辑利萨·兰西,感谢你的勤勉精神和洞察力。约翰·道格拉斯和南希·派尼斯,感谢你们眼光敏锐。我的错误都是利萨的过失。马特·贝尔,感谢你挑起了批评。从现在起,就让你的想法一声不吭吧。

向所有真正付出了劳动、辛勤汇集点滴资料、让公众可资利用、但却收入微薄的科学家们致敬:多谢了,傻蛋们。

妈妈,没有你的唠叨挑剔,我不可能完成本书。这本书应该补偿多次我当众给你带来的尴尬难堪。